東大式
世界一美しく
正しい歩き方

小林寛道

日本文芸社

東大式 世界一美しく 正しい歩き方

人生は１００歳時代

現在わが国は、65歳以上の高齢者が３３９２万人（２０１６・平成28年）を越えて高齢化率が26・７％となり、「国民の４人にひとりが高齢者」という「超高齢社会」になっています。しかも、いまから70年ほど前、１９５０（昭和25）年の高齢化率はわずか５％にも満たないものでしたが、１９７０（昭和45）年に７％を越えて「高齢化社会」を迎えると、１９９４（平成６）年には14％を超え「高齢社会」となり、２００７（平成19）年にはついに21％を超える「超高齢社会」となるなど、世界でも類を見ないスピードで高齢化が進んでいます。

さらには、50年前にはわずか百数十人だった１００歳以上の高齢者が６万７８２４人（２０１７・平成29年）となり、１万人を越えた１９９８（平成10）年からわずか20年間で６・７倍になるなど、まさに「人生１００年時代」に突入しているのです。

人間の生物学的寿命は、120年程度といわれています。限界まで生きるのはなかなか難しいとしても、生活環境が整うことで、多くの人が100歳まで生きられる時代になってきたのです。

このような超高齢社会では、いままでにはなかった問題も生じました。平均寿命の伸びとともに、がんや認知症を患《わずら》う人が増えたのです。がんは日本人の2人にひとりがかかる〝国民病〟となり、認知症も高齢者の15%が発症するなど、先進国ではもっとも高い数字となっており、老後の不安の一因となっています。

このほかにも、肥満による生活習慣病予防のための「メタボ健診（特定健康診査）」で有名な「メタボリックシンドローム」や、近年「ロコモ」の略称で認知され始めた「ロコモティブシンドローム」（筋肉、骨、関節、軟骨、椎間板《ついかんばん》といった運動器の障害により、移動機能が低下している状態）、加齢により筋肉量が減少する「サルコペニア」、体力的な虚弱による生活機能の低下をしめす「フレイル」など、加齢に伴う疾病や障害への予防と対策が、大きな課題となっています。

このような背景を受けて、人々の願いは単なる〝長生き〟から、〝いつまでも健康でありたい〟というものへと変化しました。長生きが普通のこととなって、より具体的に〝健康〟を求めるようになったのです。

実際、日本人の平均寿命は男性80・75歳、女性86・99歳に対し、健康寿命は男性72・14歳、女性74・79歳となっています。健康寿命とは、健康上の問題がない状態で日常生活を送れる期間のことです。つまり、男性で約8・6年、女性の場合は12・6年（いずれも2017・平成28年）もの間、体に何らかの不調を抱えながら生活していることになります。せっかく長生きをするのなら、QOL（生活の質・quality of life）を高めるためにも寝たきりや体の不調に悩まされることなく、健康寿命を延ばして死ぬまで健康に過ごしたい。そうした思いを叶えるべく、巷にはさまざまな健康法が流布し、健康食品が氾濫しています。

しかし、どんなにすばらしい健康法でも、無理をしたり、努力しておこなうのでは長続きしません。

ウォーキングの効果は、歩数より質

こうしたことから、人気なのがウォーキングです。特別な用具も必要なく、場所を選ばずにどこでもできるウォーキングは、高齢者にも負担が少なく、健康維持やメタボ・ロコモ予防にも効果があります。

健康のためには1日1万歩を歩くのが理想的であるといわれ、長年歩数を基準にした健康づくりが奨められてきました。

1日のエネルギー消費量から割り出されたこの数字は、国民の運動不足解消のためにアメリカのケネディ大統領が提唱した、「歩け歩け運動」の拡がりとともに一般にも広く普及し、現在も〝1日1万歩〟が健康のバロメーターのようになっています。

さらに、「歩けば歩くほど健康になる」という認識から、1万歩よりも1・5万歩、1・5万歩よりも2万歩と、1歩でも歩数を伸ばそうとしている人も多いようです。

ところが近年では、健康長寿をめざすには「8000歩程度が最適」、という考えが主流となってきました。1日1万歩以上歩いても、健康増進への効果はさほどなく、むしろ疲労がたまって免疫力の低下を招きやすい、といわれています。

歩数にこだわって、無理な激しい運動は、高齢者にはかえって体に障害をもたらす結果になることも少なくありません。そのために、今まで重要視されていた、強度・頻度・量という概念にあまりこだわらないほうがいいと私は思っています。

もちろん、健康のためには体を動かすことで得られる「運動の刺激」は欠かせないものですが、これからは「刺激の質」を考えることが大切です。

一般に、運動といえばエネルギー消費量を高めるための運動や、筋力を養うための運動にばかり目がいきがちですが、運動には筋のはたらきばかりでなく、生命維持にかかわる自律神経への刺激や、免疫などをつかさどるリンパやホルモン、気分や感情をコントロールする脳、さまざまな体性感覚や認知機能など、体のあらゆる分野に影響をもたらすものです。

これだけさまざまな影響があるにもかかわらず、今まで運動の内容が有酸素運動や、筋力トレーニングにばかり焦点があてられてきたことは、ある意味、運動の本質が狭い範囲でとらえられているといえます。

老若男女が年齢にかかわらず、心身をよりよいコンディションで保つことを目標に運動をおこなう場合、運動の本質について、より多面的な角度から考え直す必要がある時代となっていると考えます。

健康長寿のための運動は、楽しく、続けられることが基本です。そのためにも、自分の運動スキルや体調に合わせ、一般的な〝指標〟や目標にこだわりすぎないようにしましょう。

どんな運動も〝正しく〟おこなうことが重要です。ヨガや太極拳が正しい方法でおこなわなければ効果がないように、ウォーキングにも〝正しい歩き方〟があります。

しかし、**多くの人は〝正しい歩き方〟を意識することなく、クセのついた自己流の歩き方のまま、日々歩みを重ねています。そして、ウォーキングのし過ぎによる体の**

故障の多くは、こうした〝間違った歩き方〟によるものなのです。

〝正しい歩き方〟なら、1日1万歩歩いても疲れず、脚や腰、膝を痛めることもありません。それが、この本でご紹介する「**大腰筋**《だいようきん》**ウォーキング**」です。正しい歩き方を身につけて、健康長寿のための楽しいウォーキングを始めましょう。

体の不調を整え、人生を明るくする大腰筋ウォーキング

そもそも、2本の足でその体を支え、重心を前に移動させて前進するという「2足歩行」は、動物の中でも〝ヒト〟特有な動作です。ヒトは、2足歩行によって自由度の高い移動能力を獲得し、さらに〝前足〟である手を歩行動作から開放することで、手と脳の著しい発達をうながし、文化を培《つちか》ってきました。

2足歩行によって私たちは、動物としての〝ヒト〟から文化をもった〝人〟となり、さらに社会性を尊ぶ〝人間〟としての社会を形成し、生活を営んできたのです。

このように、**2足歩行は単なる歩き方のひとつではなく、ヒトが人間へと変化し、成**

熟するための大きな文化的意義が含まれているのです。

2足歩行をおこなうヒトとしての基本は、「**2軸《じく》歩行**」です。

2軸歩行とは、脚・腰・肩を通る肩から足までが「右体軸」と「左体軸」、それぞれ1本の軸をなし、前に進むときは、この左右2本の軸が交互に動いて移動する歩き方です。足を踏み出して着地するとき、同じ側の骨盤が足と一緒に前方へ動いているため、体に無理な力をかけずに最低限の部位だけ動かして、効率よく前進できるしくみです。

2軸歩行では、腰の回転、すなわち骨盤の回転が必要となりますが、骨盤の回転は「∞型」の動きを伴います。

2足歩行をおこなうには、重量のある頭部を体幹の軸の部分で鉛直線（水平面と直角をなす直線）上にのせておくことが、もっとも効率がよく体への負担も少ない方法です。

このためには、**脚、骨盤、脊柱《せきちゅう》、首、頭部の配列ができるだけ直線を保ち、合理的**

であることが望ましいといえます。人間は、生活の中でさまざまな姿勢をとり、動作をおこないますが、その場合もっとも重要なのは、頭の位置と傾き、腰と背骨の角度、肩や背中の傾きなどでしょう。

現代社会では、デスクワークで長時間同じ姿勢が続いたり、スマートフォンをのぞき込むことで頭が体の前に出た姿勢になることが多く、そうした姿勢が肩や背中、腰に多大な負担をかけています。こうした姿勢がすべての原因というわけではありませんが、多くの場合、姿勢の歪《ゆが》みが肩や背中、腰や膝、および骨格や骨、内臓など全身の不調に結びついているのです。

したがって、まずは姿勢の歪みを、本来の理想的な状態に矯正することが必要です。それにより、**心身のコンディションを整え、人生を明るく生きる気持ちを培っていくための有効な方法が、「大腰筋ウォーキング」**なのです。

「同側型動作」神経支配を利用した大腰筋ウォーキング

「大腰筋ウォーキング」とは、体の中心部にあって、これまで姿勢保持筋としての役割しか認識されていなかった大腰筋を、積極的に動作の中に活用していこうというものです。

世界の一流ランナーの動きの分析から、速く走るためには大腰筋が重要な役割を果たしていることがわかると、スポーツ界では、大腰筋を単なる姿勢保持筋としての役割に留めるのではなく、パフォーマンスの向上のためにも積極的に活用して、身体動作にかかわらせようとする動きが生まれました。それが今日注目されている**「インナーマッスル・トレーニング」**であり、「大腰筋ウォーキング」もそのひとつです。

こうして、大腰筋に代表されるインナーマッスルを、どのようにすれば上手に体の動きに参加させることができるか、ということが大きな課題となりました。上腕二頭筋や大腿《だいたい》四頭筋のような表面にある筋肉と違って、体の奥深いところにあるインナーマッスルは、どのようにすれば鍛えることができるのか、当時は誰もわからなかったのです。

この課題のカギとなるのが、「同側型動作」神経支配の利用です。詳しくは第4章をご覧いただくとして、「同側動作型」神経支配は、武道の世界では当然のように用いられてきたものですが、不思議なことに、その存在はあまり意識化されてこなかったようです。そのため、**「インナーマッスルを有効活用するためには、『同側型動作』神経支配を用いるのがよい」という私（小林寛道）の主張は、これまでにはない新しい考え方となりました。**

したがって、本書でも「同側型動作」および「膝・腰同側型動作」ということを随所で説明していますが、「大腰筋ウォーキング」をマスターするうえでは、「同側型動作」神経支配を身につけることが重要であり、「同側型動作」神経支配を身につけることで「大腰筋ウォーキング」のノウハウを会得しましょう。

「同側型動作」神経支配を身につけることは、それほど難しいことではありません。そのエッセンスを学ぶために、**体幹の動きを伴った「なんば型」動作を身につけ、その腕の振りだけを、通常の振りと同じ動作に修正すればよいので、少々練習をすれば誰でも身につけることができます。**

2軸歩行とは

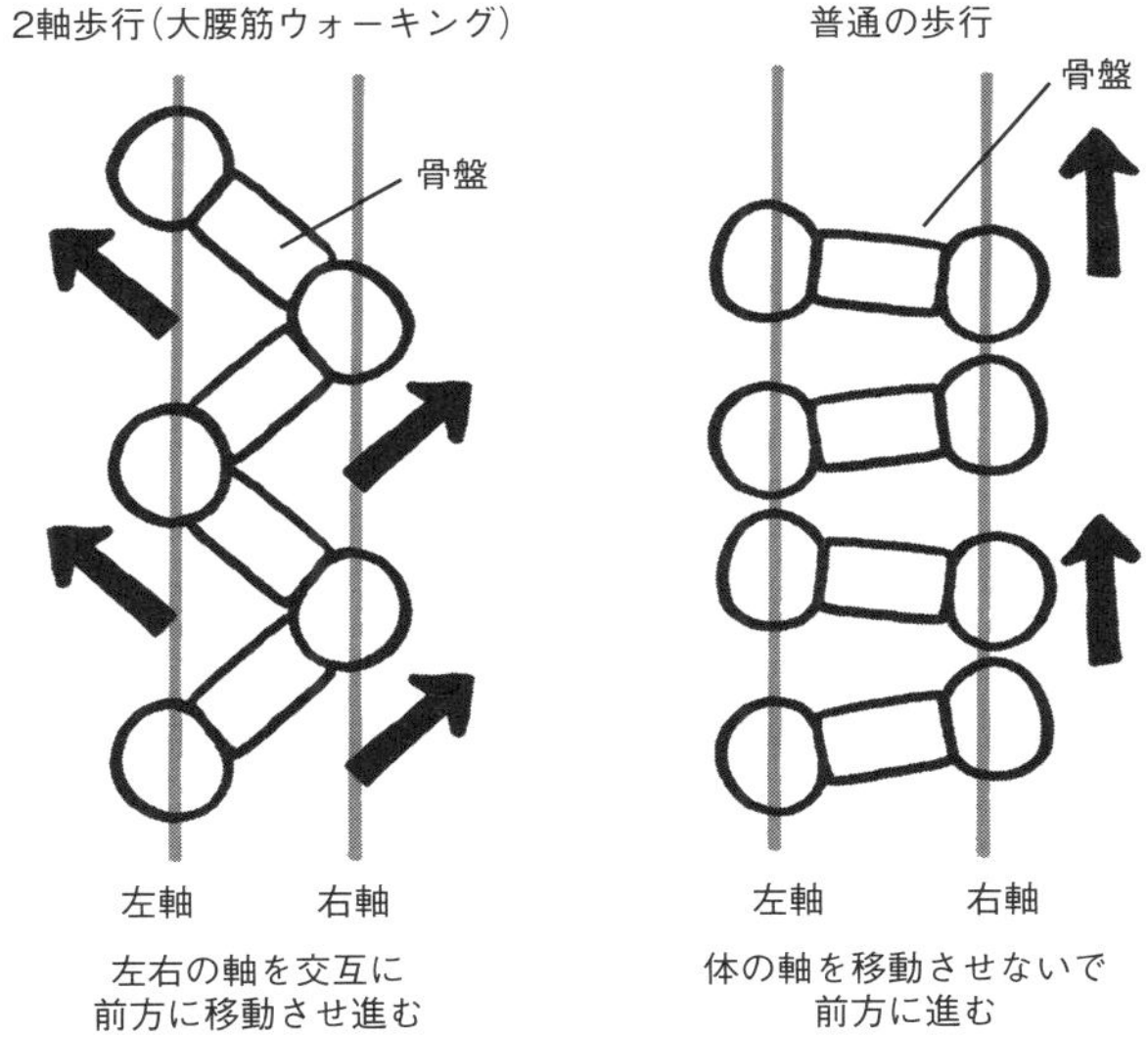
2軸歩行（大腰筋ウォーキング）
骨盤
左軸
右軸
左右の軸を交互に
前方に移動させ進む
普通の歩行
骨盤
左軸
右軸
体の軸を移動させないで
前方に進む

腰・膝・足の動きの比較

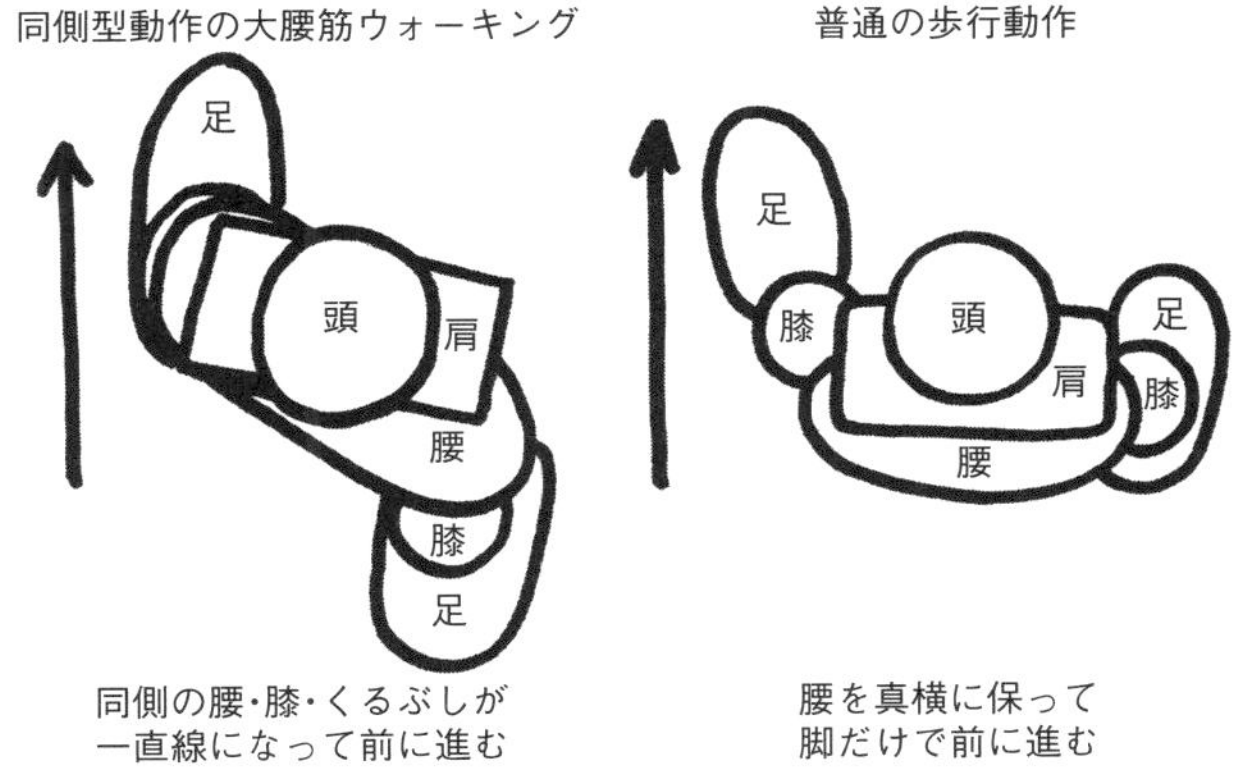
同側型動作の大腰筋ウォーキング
足
頭
肩
腰
膝
足
同側の腰・膝・くるぶしが
一直線になって前に進む
普通の歩行動作
足
膝
頭
肩
足
膝
腰
腰を真横に保って
脚だけで前に進む

歩き方の比較

一般に理想とされているウォーキングフォーム

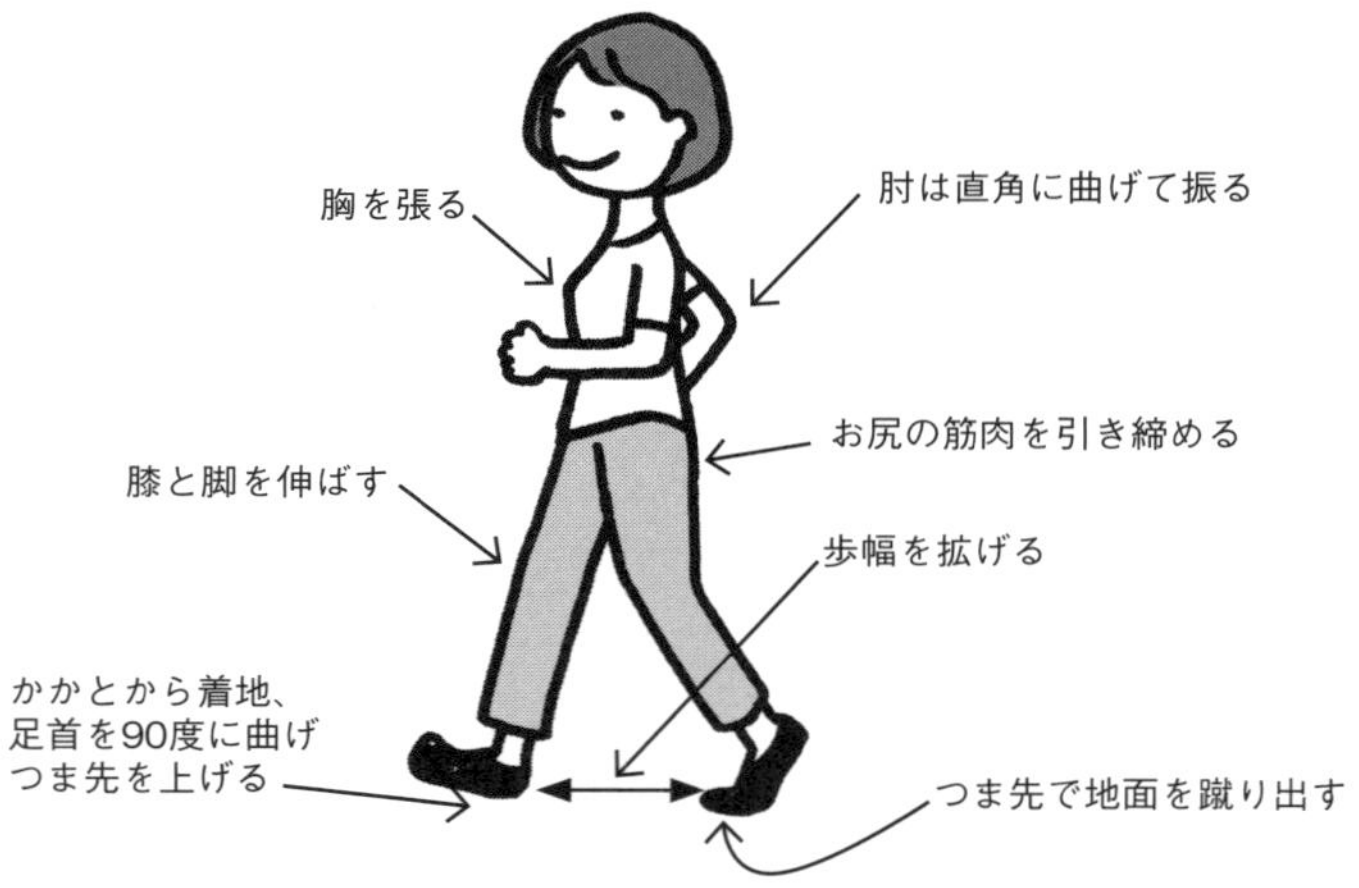
胸を張る
肘は直角に曲げて振る
お尻の筋肉を引き締める
膝と脚を伸ばす
歩幅を拡げる
かかとから着地、
足首を90度に曲げ
つま先を上げる
つま先で地面を蹴り出す

大腰筋ウォーキングのフォーム

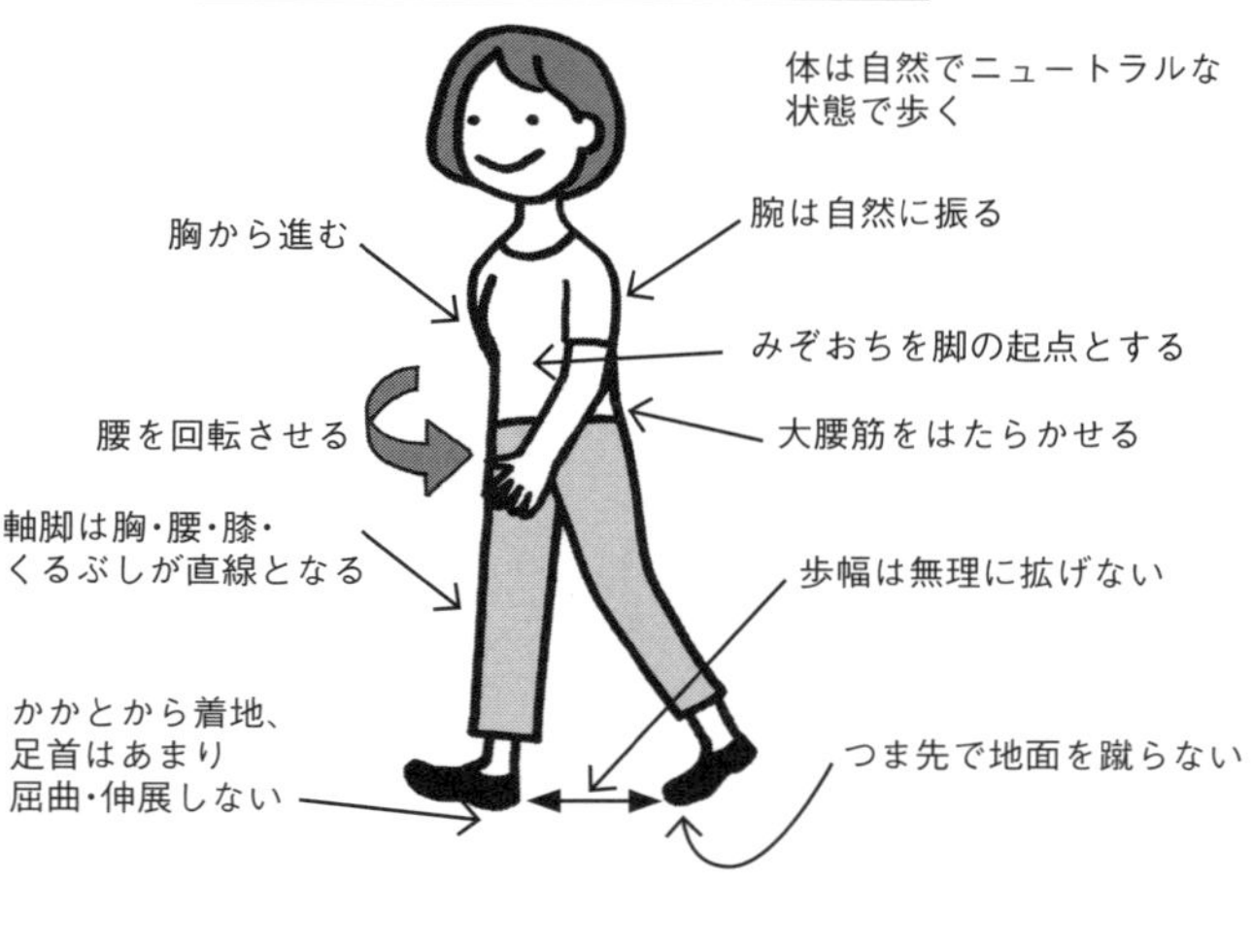
体は自然でニュートラルな
状態で歩く
胸から進む
腕は自然に振る
みぞおちを脚の起点とする
腰を回転させる
大腰筋をはたらかせる
軸脚は胸・腰・膝・
くるぶしが直線となる
歩幅は無理に拡げない
かかとから着地、
足首はあまり
屈曲・伸展しない
つま先で地面を蹴らない

「大腰筋ウォーキング」の特徴は、「同側型動作」の神経支配とともに、一般的には**大腿骨《だいたいこつ》の大転子《だいてんし》を中心とした振り子運動による歩行が、みぞおちの高さを中心にした振り子運動となることです。**これにより、振り子の半径が長くなるぶん、一般の歩行よりも、膝、腰が直線となって脚長《きゃくちょう》が長くなったスムーズな動きで体重移動をすることができるようになります。

ボディ・インナーマッスルを活用した「大腰筋ウォーキング」は、少し時代を先取りしたものかもしれません。しかし、１００歳時代を迎えた今だからこそ、ボディ・インナーマッスルを用いて無理なく、有効に健康寿命を伸ばすことに役立つ、まさに時代が求めている運動ともいえます。

ふだんの歩きの中で、習慣化し、一日の生活の中で、合わせて60分程度の「大腰筋ウォーキング」を続けることで、健康な生活を送りたいものです。

小林寛道

目次　**東大式　世界一美しく 正しい歩き方**

第1章　運動神経ってなに？

第2章　正しく動く体をつくるには

第4章　これが東大式「大腰筋ウォーキング」の歩き方

第5章 美しく正しい歩き方は100歳までも健康に!

第6章 正しい歩き方をサポートするマシンとストレッチ

序章　大腰筋ウォーキングが生まれたトレーニングジム

東大駒場キャンパス

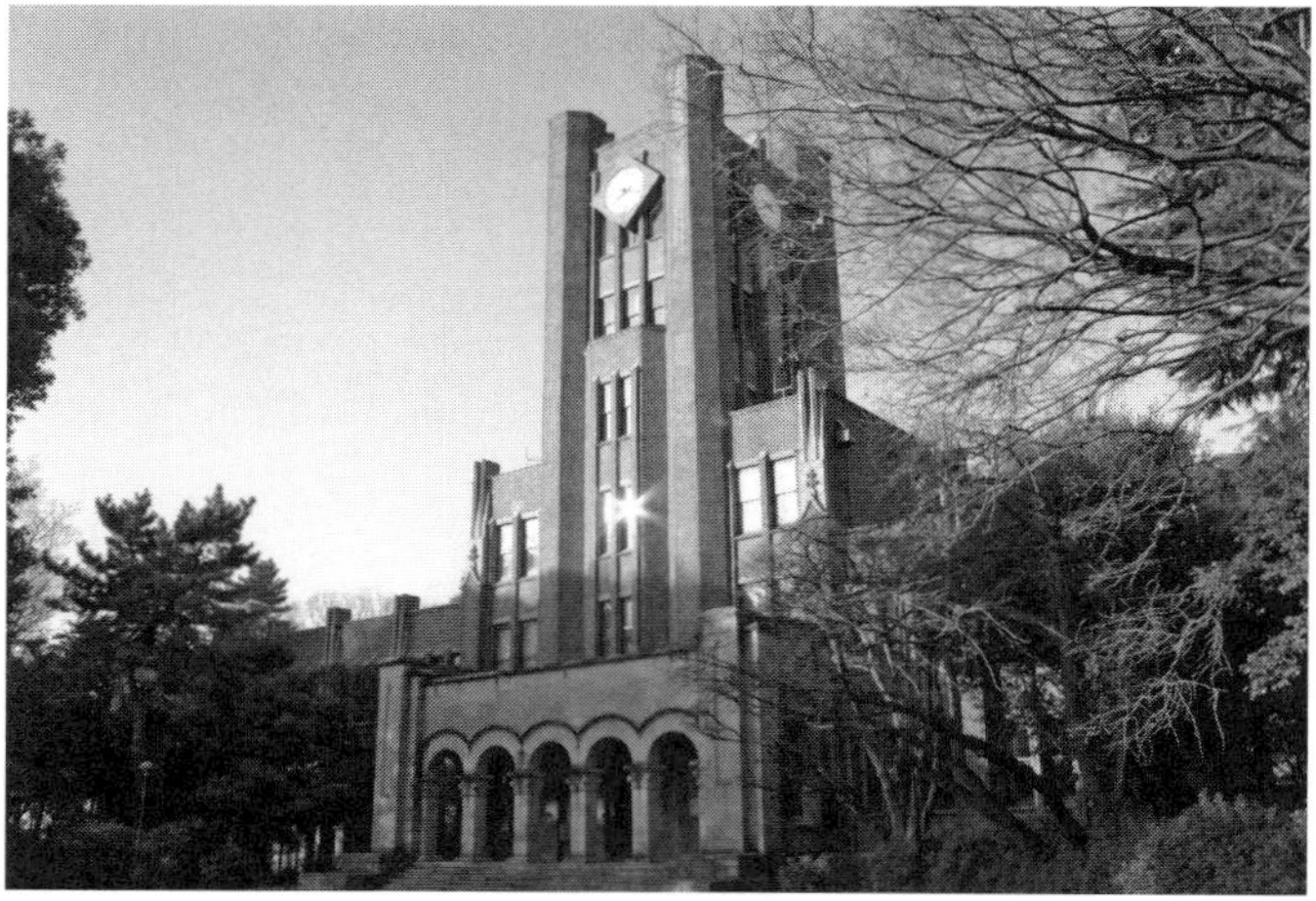

東京大学スポーツ先端科学研究拠点ジム（QOMジム）

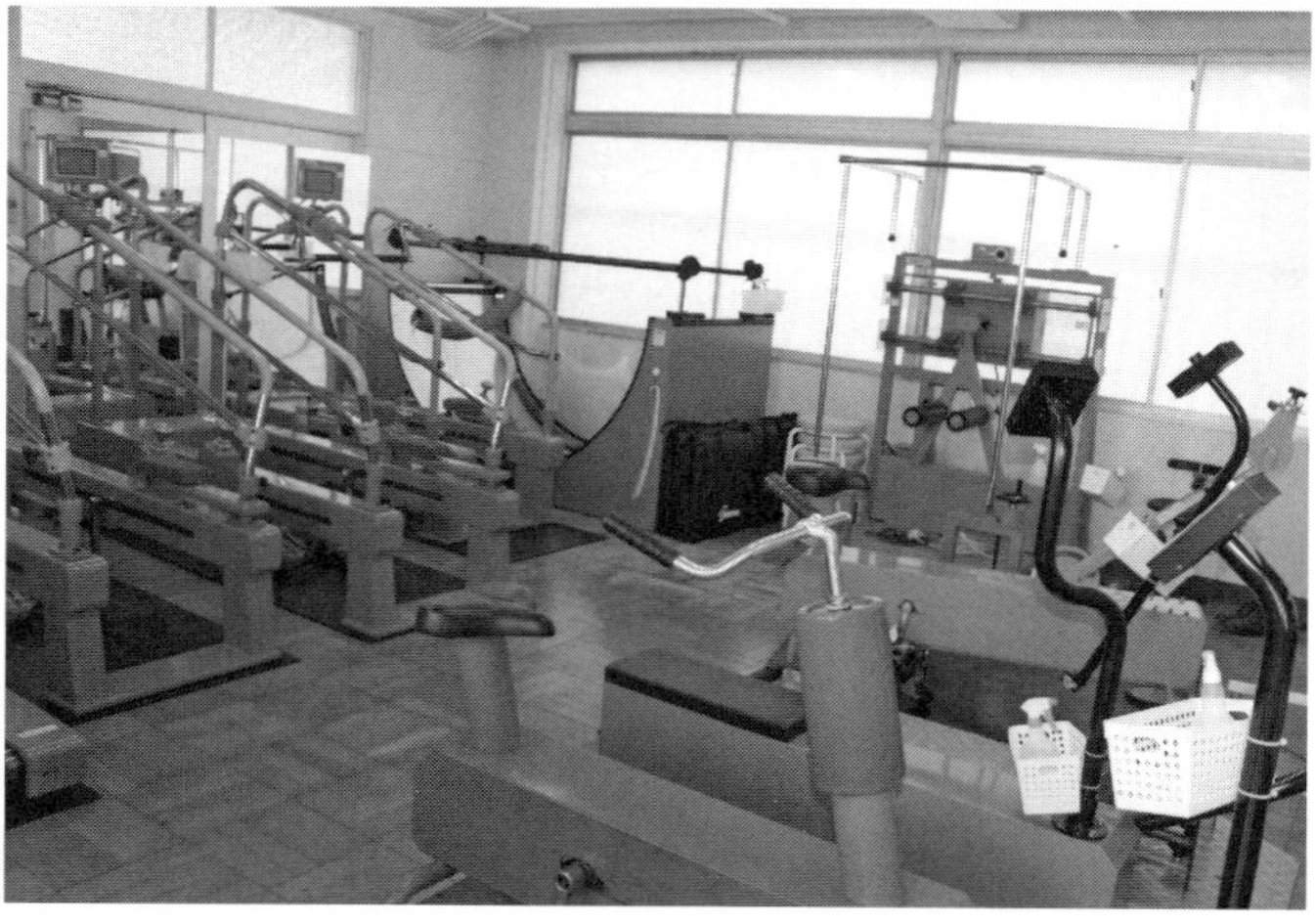

東大駒場キャンパス内にあるQOMジムって？

質のよい動きを体得できるQOMマシン

皆さんは、東大のキャンパス内に「QOMジム」と呼ばれるトレーニングジムがあるのをご存知でしょうか？　「大学の中にジム!?」と驚かれる方も多いかもしれませんね。

QOMジムは、正式名称を「東京大学スポーツ先端科学研究拠点ジム」といい、東京大学駒場キャンパスに設置された「東京大学スポーツ先端科学研究拠点」（拠点長・石井直方教授）を具現化する施設として、2017（平成29）年4月に開設したトレーニングジムです。

このジムは、一般的なジムのように運動の量や強さを求めるのではなく、「**認知動**

作型トレーニングマシン」でトレーニングすることにより、動作の〝質〟に注目しているユニークなトレーニングジムです。

ふだんの生活における体の使い方や健康にかかわる姿勢、および運動をおこなうときの正しく有効的な筋肉の使い方を重視することで、〝ムダがなく、質のよい動き〟を体得できるようになります。

認知動作型トレーニングマシンとは、動作学習型の運動要素を含んださまざまな運動をおこなうことで、「身体操作能力」「バランス能力」「動きの柔軟性」を高めることができるトレーニングマシンです。

運動動作には脳のはたらきがかかわる要素が大きいことから、「認知（脳の知的高次機能）動作型」と呼ばれます。

この認知動作型トレーニングマシンは、第1号の「スプリントトレーニングマシン（走動作学習マシン）」をはじめ、もともとは「足が速くなるためのマシン」として開発したものですが、動作の質（Quality of Motion＝QOM）を高めることができることから、「QOMトレーニングマシン（QOM Training Machine）」の別名もあり、これがQOMジムの名前の由来となっています。

実は「美しく正しい歩き方・大腰筋ウォーキング」を提唱するきっかけは、このマシンにありますのでちょっと寄り道をして、QOMのマシンをつくることになった経緯をお話したいと思います。

カール・ルイスで知った速さの秘密

カール・ルイスの登場と、当時の日本陸上界

私がQOM（動作の質）に注目するようになったのは、1980年代に登場したカール・ルイス選手の活躍がきっかけです。

カール・ルイスは、1983（昭和58）年の第1回世界陸上競技選手権大会で100m、走り幅跳び、4×100mリレーの3種目を制覇し、一躍陸上競技界のスターに躍り出ると、翌年のロサンゼルスオリンピックではエントリーした4種目（先の3種目＋200m）すべてで金メダルを獲得、生涯で10個のオリンピックメダル（うち9個が金）に輝く天才アスリートです。

1991（平成3）年の世界陸上競技選手権・東京大会では、100m9秒86をマークして当時の世界記録を塗り替え、大フィーバーを巻き起こしたことをご記憶の方も多いでしょう。

いまでこそ、日本の短距離走

第3回世界陸上東京大会男子100メートル決勝で優勝したカール・ルイス選手（米）

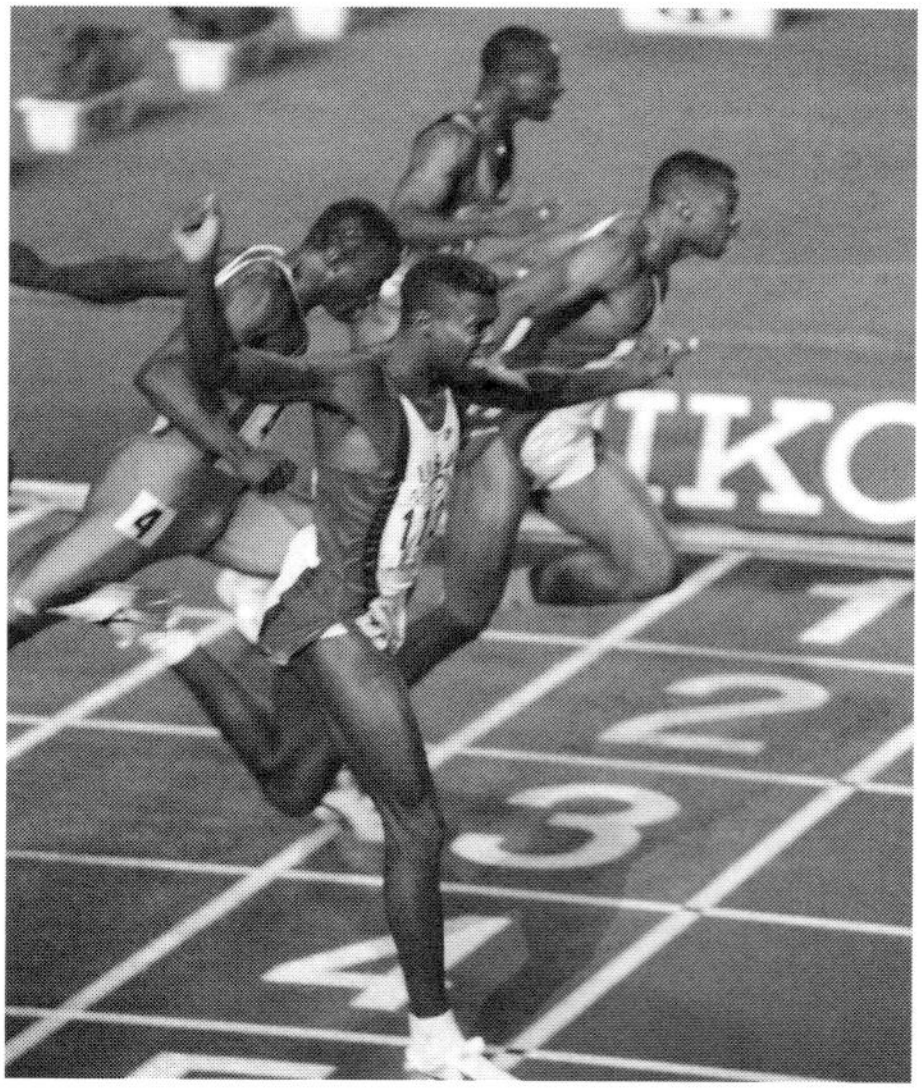

も北京（２００８・平成20年）やリオデジャネイロ（２０１６・平成28）年のオリンピックの４×１００mリレーで銀メダルを獲得し、２０１７（平成29）年には桐生《きりゅう》祥秀《よしひで》選手が１００mで９秒98の日本記録を達成、世界のトップと肩を並べるまでになりました。ところが１９８０年代の日本陸上界といえば、瀬古利彦選手と双子の宗兄弟の〝ビッグ３〟がマラソン界をリードし、ロサンゼルスオリンピックで宗兄弟の弟の猛選手が４位となったものの、短距離ではオリンピックの予選通過すらおぼつかない、というのが現実だった時代です。

黒人選手が圧倒的な強さを誇る短距離種目で、日本人が世界と競うのは無理だろう、というのが一般的な感覚だったといえるでしょう。

アスリートのパフォーマンスを変えたトラック

当時、私は日本陸上競技連盟に招かれ、１９８６（昭和61）年から科学委員会の一員として、どうしたら選手が速く走れるようになるのか、さまざまな科学的見地から調査・研究をおこなっていました。

日本では不破弘樹《ふわひろき》選手という高校生ランナーが、10秒34の日本タイ記録（当時）をマークしてロサンゼルスオリンピックに出場し、注目を集めていた頃です。

早速彼の速さの秘密を探るべく、体力測定をしたところ、結果は意外なものでした。パワーやキック力、反応時間など、いわゆる天才スプリンターとして誰もが納得するような特筆すべき点はどこにも見つからず、なぜ彼があんなにも速く走ることができるのか、まわりの科学者たちも首をひねるばかりだったのです。

ちょうどこの時期は、走路がアンツーカと呼ばれる赤褐色の土から、徐々にタータントラック（商品名）と呼ばれるようなウレタン素材を用いた全天候トラックに変化していった時代です。

全天候トラックは土と違って弾力性があり、反発力をもっています。そのため、従来の走法ではトラックからの反発力をうまく受け止めることができず、慣れないトラックでハムストリングスの肉離れを起こす選手が少なくありませんでした。

こうしたことから、従来のランニング技術やそれに伴うトレーニング方法は全天候トラックには合わず、反対に、不破選手は反発力のある走路に向いた走りをしているんだろうと考えたわけです。

大腿四頭筋を使う〝もも上げ〟走法からハムストリングスを使う走法に

日本の陸上競技界では、70年代以降、ポーランドのゲラルド・マックという人の「マック式スプリントドリル」と呼ばれる〝もも上げ〟を取り入れたトレーニングが中心でした。膝の後ろをまっすぐ伸ばし、地面をしっかり蹴って、蹴った足を前にもってきて膝を高く上げなさい、という、太ももの前面にある大腿四頭筋を強化する訓練です。

ところが、走路が土から全天候トラックに変わったとき、そういったトレーニングをしている人はあまり記録が出ず、反対に故障者が多かったのです。「これはおかしい」というところから、もしかしたら筋肉の使い方が違うのではないか、と考えるようになります。

それまでは、大腿四頭筋とふくらはぎの筋肉（腓腹筋《ひふくきん》）を使って、脚の伸展力を高めることが記録を伸ばすことにつながると考えられていましたが、どうもそうではないらしい。そこからまた、いろいろな研究が始まりました。

研究が進むと、今まで強かった選手は大腿四頭筋が非常に強くて、後ろ側の筋肉であるハムストリングス（大腿二頭筋、半膜様筋、半腱様筋）が弱く、前後の筋肉のバランスが悪いこと、そして、不破選手は筋力自体はとくに強いわけでないのですが、前後の差が少なく、バランスがよいことがわかりました。

これらの結果から、たぶん日本の陸上競技界で足りないのは、ハムストリングスのトレーニングだろうと考え、エビデンス（証拠・根拠）はないものの委員会でそのことを発表したのです。

すると、1988年（昭和63）年のソウルオリンピックの選考直前にもかかわらず、中京大学の青戸慎司という選手が実際にハムストリングスを強化するトレーニングをおこない、いきなり10秒28という日本新記録を出して日本代表になったのです。

科学的な研究が進んでいくと、ハムストリングスと走速度の相関性、ハムストリングスの断面積が大きいほうが速く走れるという結果も出て、ハムストリングスの重要性がようやく明らかになってきました。

世界初の〝バイオメカニクス研究の大会〟となった世界陸上・東京大会

こうした背景のなか、1991（平成3）年の世界陸上競技選手権が東京で開催されることになり、科学委員会を中心にバイオメカニクス特別研究班が組織されました。

バイオメカニクスとは、人間や動物の運動に関する体の構造を、おもに力学的視点に立って研究する学問です。

「身体力学」や「身体運動学」などとも呼ばれ、運動や動作を分析したり、解剖学的に筋肉のはたらきやその特性を研究することで、スポーツの技術分析や記録向上、あるいはリハビリテーションなどにも活用されています。

科学委員長となっていた私は、屋内の実験室で研究するのが一般的だったバイオメカニクスを、世界の一流アスリートが集う世界陸上の機会をいかして、レースを撮影・分析して、日本人選手の強化に利用しようと考えました。

実際の、しかもこれだけ大きな大会でバイオメカニクスの研究をおこなった例は過去になく、いろいろな問題もありましたが、どうにか「ビデオ審判員」としてレースを撮影する公式スタッフの仕事をこなしながら、空いた時間に「バイオメカニクス研究班員」としての活動をおこなうことで、大会本部の了承を得ることができました。

こうして総勢79名のバイオメカニクス特別研究班が結成され、大会の全種目をビデオ撮影したのです。そこで得た膨大なデータは、その後の選手強化やコーチングに大きな影響を与えることになりました。

さらにもうひとつの大きな効果は今日、陸上競技の世界では、バイオメカニクスのような科学的な考え方や工夫が不可欠である、という共通の理解を得られるきっかけとなったことです。

衝撃だったカール・ルイスのスウィング走法

研究班が撮影したデータを分析してみると、当時の世界トップ選手と日本人選手の技術の差や動作の違いは明確でした。

なかでも世界新記録を出したカール・

ランニング走法の比較

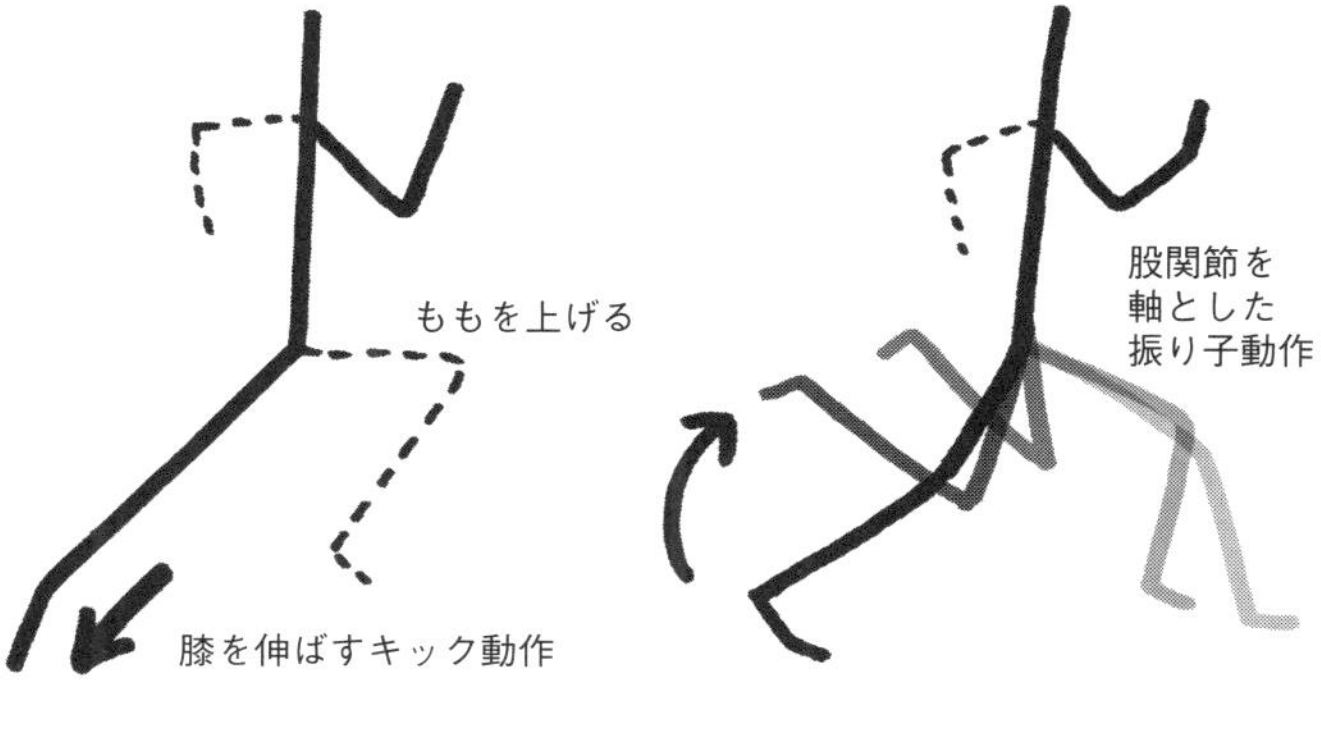

従来のよいとされたフォーム
（ピストン系）

カール・ルイスのフォーム
（スウィング系）

ルイスの走法が、いままでのように直線的に地面を蹴るのではなく、足を円形に運んでいることがわかったときは驚きでした（前ページイラスト参照）。

それまでの陸上競技では、しっかり膝を伸展させて地面をキックしなさい、というのが定説でしたが、ルイスは膝を伸展せずに屈曲したまま、足首の角度もあまり変化させずにキックしていたのです。そして、脚全体を前方から後方に非常に速いスピードでスウィングさせていることがわかりました。

そうなってくると、また「いままでの理論は違うのではないか」ということになり、脚を速く動かすには脚の筋肉だけではなく、股関節を中心として股関節の伸展筋であるハムストリングスや大殿筋《だいでんきん》の強化が必要だということになりました。でも、いくら分析してカール・ルイスの動きをマネしようとしても、人種も違えば体格、センスも違う日本人にはできません。

現場からは、「そもそも黒人と日本人では骨格が違う。どんなにマネをしようとも、日本人にカール・ルイスの走りはできない」「カール・ルイスの速さは彼個人の資質によるものであって、彼の走法をマネたからといって速く走れるとは限らない。そんな研究は学者の遊びだろう」というような批判も出てきて、なかなかうまくいきません。とうとう、「現場コーチとのミーティングには行きたくない」と言い出す委員まで出る始末です。

そこで、なんとか現場のコーチや選手にわかってもらえるよう、多くの人が共通の身体感覚を体験することができるマシンを使って彼の走りを再現できないか、と考えたわけです。そして、試行錯誤《しこうさくご》の末、なんとか3年目の１９９５（平成７）年にできたのが、世界初の認知動作型トレーニングマシンとなる「**スプリントトレーニングマシン**」です。

マシンの原理は、後ほど詳しく説明しますが、**カール・ルイスのように脚をすばやく動かすためには、脚の筋肉ばかりでなく、脚がつながっている胴体部分の深いところにある筋肉も鍛えなければならない**ということで、スプリントトレーニングマシンでは脚だけでなく体幹の深部筋、インナー・マッスルを鍛えることができるようになっています。

ルイスの走りを体感できるトレーニングマシンを開発

トレーニングマシンの開発にあたっては、カール・ルイスの走りを身体感覚として体験できるように、彼の走りの動作軌跡をなぞれるようなマシンをめざしました。

しかし、実際に軌跡模型を設計してみると、ルイスと一般的なランナーの脚の軌跡に大きな差はなく、ルイスの速さの秘密は脚の運動軌跡にあるのではなく、足の運び方や体の動かし方そのものにあ

スプリントトレーニングマシン（マシンでトレーニングするのは著者）

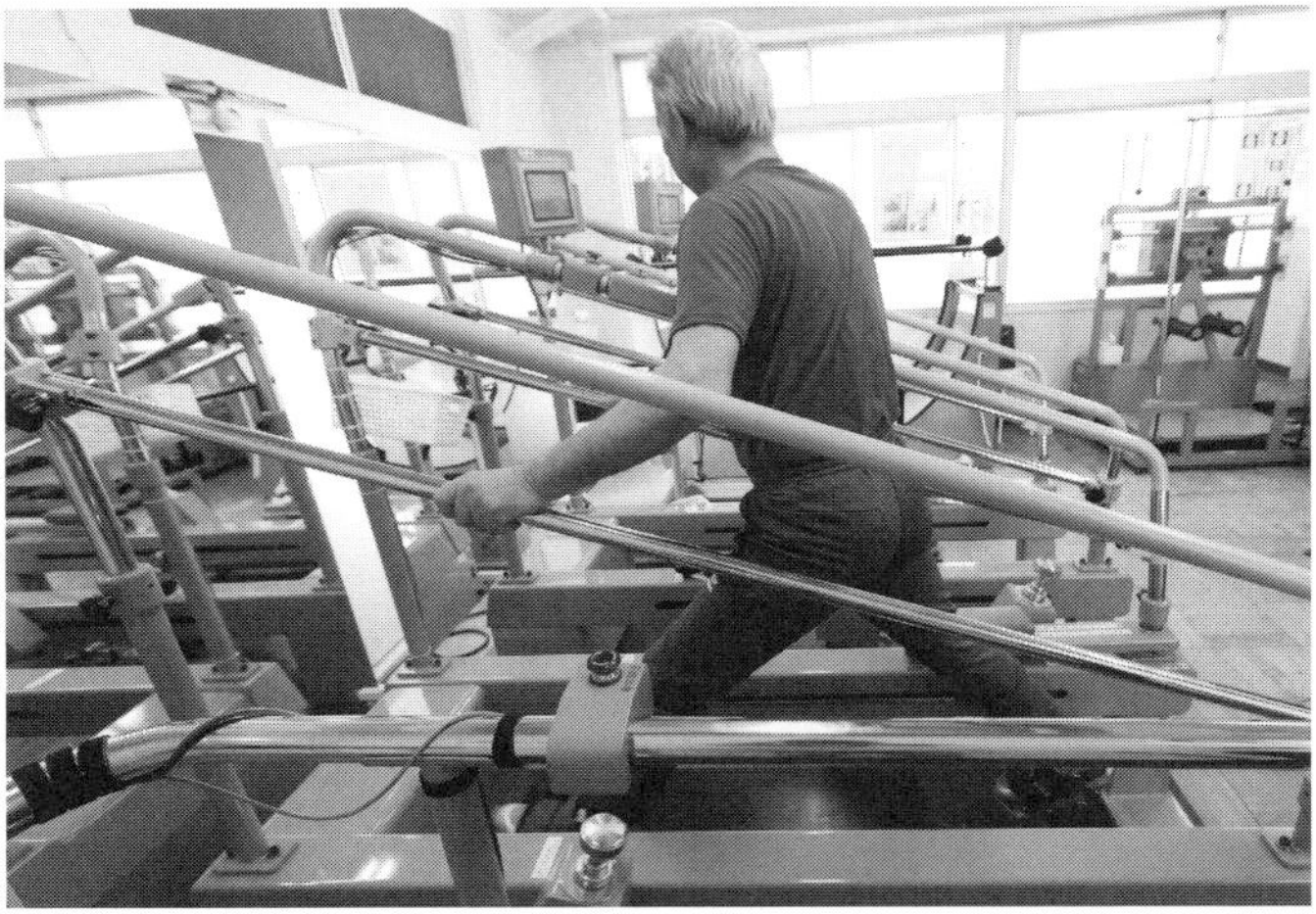

ることがわかりました。

そこで、ルイスの走り方にこだわらず、物理の基本に戻って、もっとも速く移動できる運動は何だろうと考えたのです。それは、自動車や自転車などの車輪、すなわち「円運動」です。しかし、自転車やスポーツジムにあるエアロバイクのペダリングでは、スライド（歩幅）が出ず、陸上競技とは使う筋肉や動作も大きく異なります。

ならば、自転車のペダリングにランニングの歩幅の要素を加えた運動ができるようにすれば、実際に走る動作に近づき、ペダリング運動による持久力の向上だけでなく、走るときに必要な筋肉のトレーニングにもなる、と考えました。**ペダルアームの回転軸が足の回転に合わせて前後に動くようにすれば、円運動と直線運動の組み合わせによって楕円《だえん》運動となり、より現実的な脚の運びが実現するはずです。**そうして完成したのが、「認知動作型トレーニングマシン」の第1号機となる「スプリントトレーニングマシン」です。

スプリントトレーニングマシンの特徴は楕円軌道

このマシンは、左右のペダルをとりつけた回転アームの中心軸がお互いに逆方向に前後に移動するペダルを回転させるため、ペダルの運動軌跡が円ではなく楕円を描きます。初めてこのマシンを使った人は、無意識のうちに円軌道でペダルを回そうとするので、なかなかうまく回転させることができません。

前後に移動しているペダルを漕《こ》ぐだけなのに、円軌道が楕円軌道になっただけでわざとやっているのかと思うくらい、なぜか皆できないのです。

一流アスリートも苦戦するなか、一度でできた人は、朝原宣治《あさはらのぶはる》選手（2008（平成20）年の北京オリンピック・男子4×100mリレーの銀メダリスト）と、当時の東大の教養学部長だった物理学者の市村宗武先生の2人だけでした。

この結果から、このマシンの操作に必要なのは筋力や運動神経（運動センス）ではないことが明らかになったのです。

世界との違いは骨格よりもトレーニングする筋肉だった！

骨盤の動きが走行フォームを改善する

そうこうするうちに、このマシンは、足を出すときに骨盤を少し引き上げるようにするとうまく**楕円の軌跡を足首が描くことがわかったのです。**

つまり、脚を上げて前にもっていくときに骨盤を一緒にもってこないとうまく回せない（大転子を動かす）のだ、ということがわかってきました。

たぶん、脚の骨と骨盤をつなぐ、何か特別な筋肉が関係しているのだろう、ということはわかっ

スプリントトレーニングマシンの楕円軌道

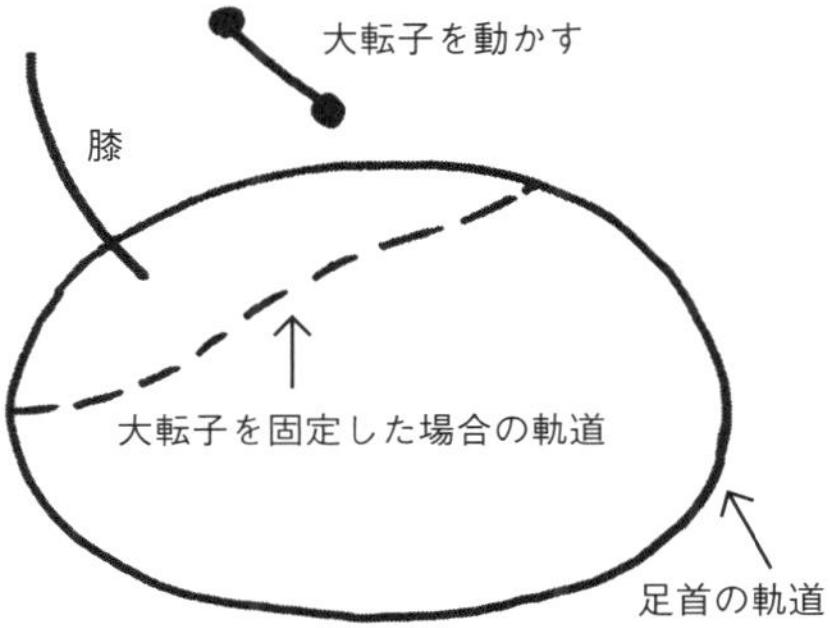

大転子を少し上げると楕円軌道になる

たものの、当時はまだその正体が大腰筋だということまではわかりませんでした。それでも、このマシンでトレーニングするうちに、選手は短期間で走行フォームの改善ができ、記録を伸ばすことができただけでなく、柔軟性を高めて体の左右のバランスを整えるなどの効果をあげることに成功しました。

異なる運動動作をもつ自転車のペダリング運動とランニング動作を楕円軌道で組み合わせることで、股関節や膝関節の動かし方にもランニングとの類似性が生まれ、「速く走るためのトレーニングマシン」となったのです。

モーリス・グリーンの走法を解明

1990年代も後半になると、引退したカール・ルイスに代わり、モーリス・グリーン選手が登場します。モーリス・グリーンは、1997（平成9）年のアテネ世界選手権で9秒86の大会タイ記録（当時）で彗星のごとく現れ優勝した後、続く1999（平成11）年のアテネ国際グランプリにおいて当時の世界記録9秒84を100

分の5秒短縮する9秒79という驚異的な世界新記録を出して、人類で初めて公式に100mを9秒7台で走った男となった選手です。

彼の走法は少し変わっていて、レースの半分以上を前傾したまま走り、最後に体を起こしてゴールインします。そんな走り方で世界記録を出してしまうものですから、NHKがシドニーオリンピック（2000、平成12年）で金メダルを狙う彼の速さの秘密を探るため、グリーンと彼のコーチに密着した『世界最速ランナーの秘密をさぐる』という番組を企画しました。

大腰筋が太いと運動能力が高いことがわかった

取材前に科学委員会の委員長だった私のところにやってきて、どんなところに注目したらいいか尋ねるので、体の深いところの筋肉を調べるようアドバイスすると、やはり「大腰筋」が重要なポイントであることがわかりました。

当時はインナーマッスル（ボディ・インナーマッスル）という言葉も一般的ではな

く、大腰筋や腸骨筋を指す「深腹筋《しんふくきん》」という造語を使って紹介しました。テレビの影響力は大きく、大腰筋の重要性が注目されるきっかけとなりました。

インナーマッスルとはもともと、整形外科で肩の奥のほうの筋肉を指す言葉です。そのため、本書では肩の筋肉と区別するために以後、「**ボディ・インナーマッスル**」として統一しています。

同じ頃、筑波大学の久野譜也《くのしんや》先生が、バルセロナオリンピック（1992、平成5年）で400m走のファイナリストとなった高野進選手の体幹部をMRIで撮影したところ、彼の大腰筋の横断面積が非常に大きいことに注目し、大腰筋と走る能力に何か関係があるのではないかと研究を始めました。

そして、多くの陸上選手やサッカー選手の体幹部をMRIで撮影し、大腰筋の横断面積と走行タイムとの相関関係を調べた結果、陸上選手では両者の間に高い相関関係が認められる、という論文を発表したのです。

次ページの大腰筋の写真を比較してください。運動量の多い30歳代の競歩の選手と60歳代の一般の女性の大腰筋のMRI写真です。一目瞭然、運動をしている競歩の選手の大腰筋は太いことがわかります。

その結果からでもわかるように、**それまでは姿勢保持筋のひとつとしてしか考えられていなかった大腰筋が骨盤を動かし運動能力の向上に関係していることも実証され、大腰筋ウォーキングの構想が私の中で生まれてきたのです。**

大腰筋の太さの比較（MRI写真）

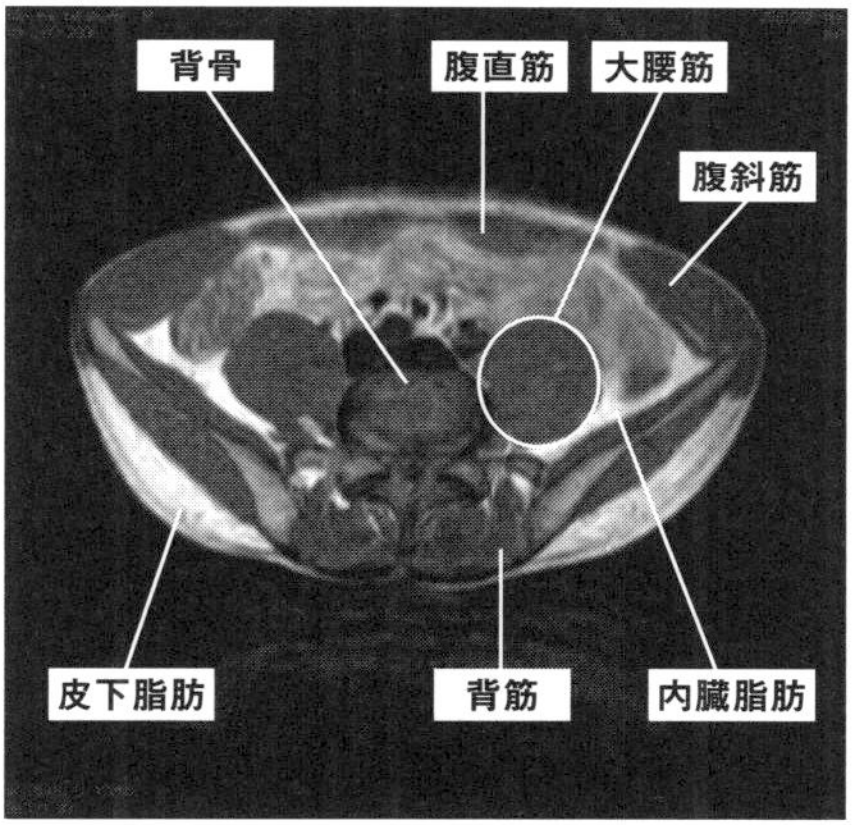

30歳代の競歩の選手

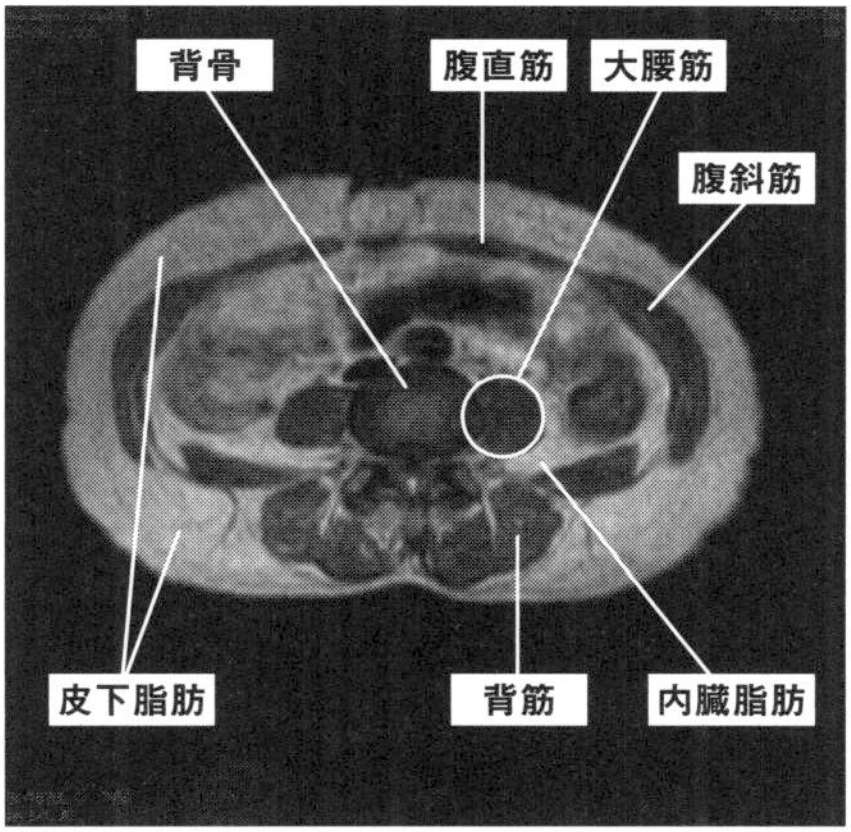

60歳代の女性

トレーニングと鍛える筋肉の推移

ビデオやMRIの普及など、科学技術の発達とともにバイオメカニクスでもそれまでわからなかったことが次々と明らかになり、それに伴ってトレーニング法も大きく変化してきました。

①大腿直筋と腓腹筋で地面をキックし、膝を高く上げる（1970～90年代）

速く走るためには、〝もも上げ〟によって「大腿直筋と腓腹筋（太もも前面とふくらはぎ）」を鍛えなくてはならない、とされていました。

前述の「マック式」の導入により、膝や足首をしっかり伸して地面を蹴ることで強いキック力を生み出し、ストライド（歩幅）を広くするためにも、膝が前方に高く上がったランニングフォームが理想とされた時代です。膝関節と足首の関節を伸ばす筋

トレーニングの主対象とされる筋の推移

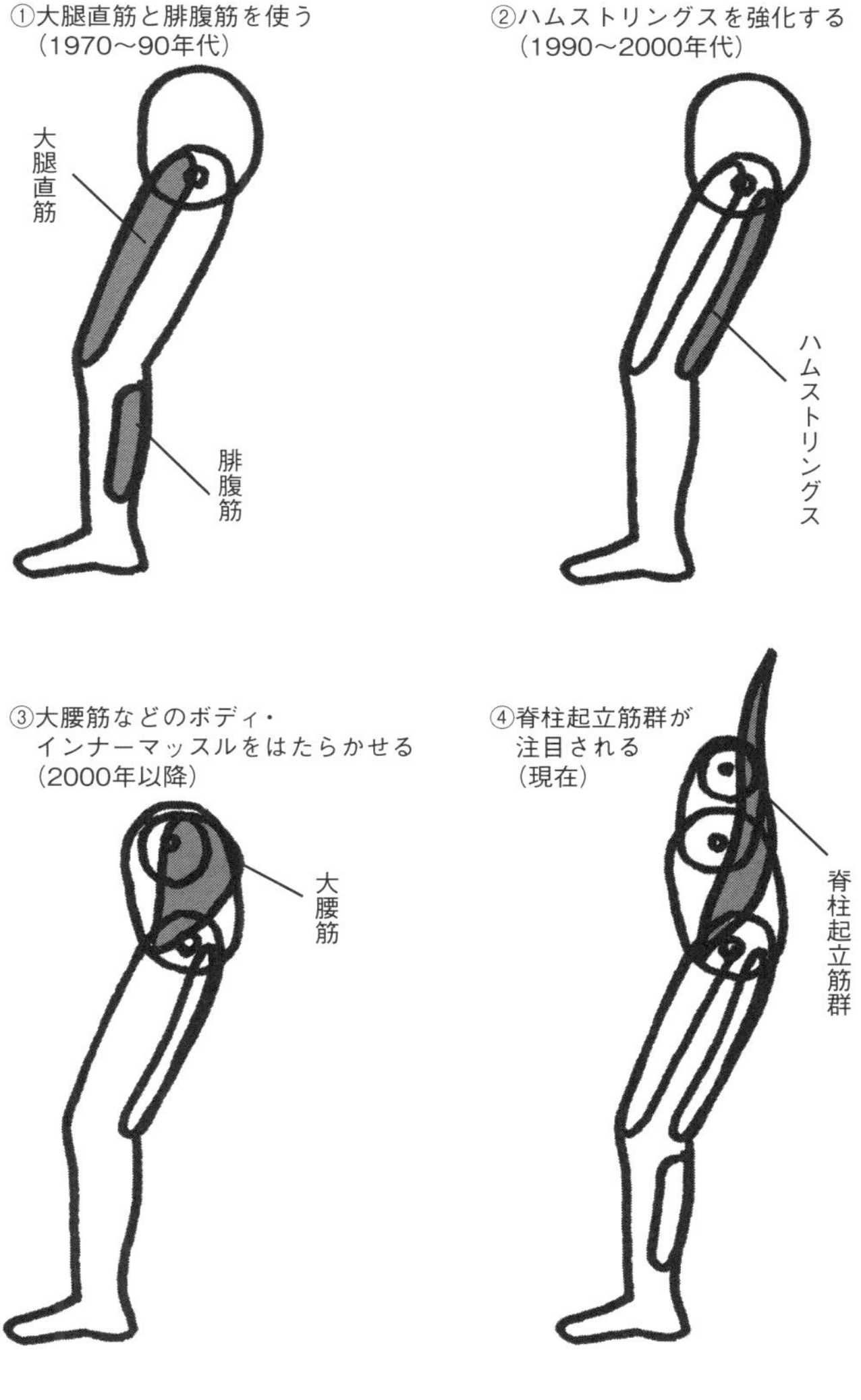
①大腿直筋と腓腹筋を使う
（1970〜90年代）
大腿直筋
腓腹筋
②ハムストリングスを強化する
（1990〜2000年代）
ハムストリングス
③大腰筋などのボディ・
インナーマッスルをはたらかせる
（2000年以降）
大腰筋
④脊柱起立筋群が
注目される
（現在）
脊柱起立筋群

肉（大腿直筋と腓腹筋）のトレーニングに重点が置かれ、地面をキックする際には足のバネを使って〝跳ぶ〟ように指導されていました。

②ハムストリングスを強化し、蹴らずに後方に掃《は》く（1990〜2000年）

全天候トラックに適した走りのために「ハムストリングス（太もも背面）」を強化することに注力した時代です。

ハムストリングスとは、骨盤を支点に大腿骨をはさんで膝を支える筋群で大腿二頭筋、半腱様筋、半膜様筋の3つの筋肉の総称です。

股関節と膝関節にまたがり、ふたつの関節運動にかかわる「二関節筋」のため、膝を屈曲させてかかとを引きつけるはたらきと、膝を後ろ（尻側）に振り出す、股関節の伸展の役割をあわせもっています。

反発力のある全天候型トラックとなり、強靱な脚力がなくても好記録を出す選手が現れ、いろいろな理由が考えられました。その結果、脚の屈曲・伸展に頼ったキックによるピストン走法ではなく、脚の前面と背面の筋群を平等に使って走路を掃いて進むようなスウィープ走法が有利だろう、ということになり、ハムストリングスの強化が必要になったのです。

③大腰筋などのボディ・インナーマッスルをはたらかせる（2000年以降）

ＭＲＩ撮影によってそれまでわからなかった体の深部の筋肉、「大腰筋」の重要性が明らかになり、脚だけでなく骨盤や腰椎との関連が注目されました。

ＭＲＩ撮影による大腰筋の大きさと走行タイムとの相関性や、モーリス・グリーンの密着取材によって大腰筋の重要性が確認され、それまで姿勢を維持するための筋肉と思われていたボディ・インナーマッスルが注目を集めるきっかけとなりました。

また、私が開発したスプリントトレーニングマシンでのトレーニングでも、骨盤の動きを効果的に生み出すことによって速く走れるようになるのは、**ボディ・インナーマッ**

スルの大腰筋のはたらきが大きいことがわかり、その重要性が再確認されました。筋力が強くなれば速く走れるというわけではなく、動作の質（QOM）が非常に大事であることがわかってきたのです。

④体全体の運動バランスを高める脊柱《せきちゅう》起立筋群《きりつきんぐん》が注目される現在

脊柱起立筋群とは背骨に沿った大きな筋群です。脊柱の正常な弯曲を維持し姿勢保持に大きく貢献し、この筋が弱ると猫背や腰痛などの不調をきたします。また、脊柱の屈曲、伸展、回旋の運動に関与し、運動バランスを高め推進力をアップするためにはこの筋群のはたらきは見逃せません。

アスリートの運動能力向上から健康維持へ

肩甲骨・背骨・股関節を柔軟にするのはロコモの予防

私はスプリントトレーニングマシンを手始めにそのほかのボディ・インナーマッスルや体の部位の動きの学習、身体能力やバランス能力、柔軟性の向上を得るための認知動作型マシンを次々に開発し、これらのマシンが高齢者の健康維持に役立つことがわかってきました。

◆肩甲骨と骨盤を連係させ、肩や脊柱の柔軟性を高める、〝アニマルウォークマシン〟

現在、大腰筋に加えて新たに注目されているのが、「肩甲骨」です。肩甲骨は、腕の運動に連系するだけでなく、骨盤の動きにも連動しており「**上半身の骨盤**」ともいわれています。

円滑な骨盤の動きを導くのが、肩甲骨の滑《なめ》らかな動きです。肩甲骨が滑らかに動かない場合は、骨盤の動きに伴って両肩のブレが生じます。

股関節で大腿骨によって支えられている骨盤に対し、肩甲骨が連結している骨は鎖《さ》骨《こつ》（胸鎖関節）と上腕骨のみで、おもにまわりの筋肉によって支えられています。そのため、周囲の筋肉は緊張を強いられて硬くなっていることが多く、まわりの筋膜《きんまく》や筋肉をほぐすことで運動能力の向上をはかるだけでなく、**肩こりや冷えなどの健康維持にも効果があるとされています。**（マシンの詳細は178ページ参照）

◆脊柱に付着する脊柱起立筋群をゆっくりストレッチする、〝ストレッチ・ロウイング〟

肩甲骨と骨盤の動きの連系を生み出すのが、脊柱です。体を支える重要な部位としての認識はあっても、一般にはあまり注目されない脊柱の運動ですが、体全体の運動バランスを高めるうえでも非常に大きな役割を果たしています。

人間は、生活の中でさまざまな姿勢をとり、動作をしますが、その際に重要なのが、頭の位置と傾き、腰と背骨の角度、肩や背中の傾きです。

脊柱の動きを上手にコントロールすることが、運動能力向上と健康維持の飛躍につながると考えられています。（マシンの詳細は180ページ参照）

そのほか、股関節の柔軟性を高める、〝大股ストレッチ〟や、体幹部の柔軟性や姿勢のバランス能力を向上させる、〝脚・腰スイング型トレーニングマシン〟など一般のジムではお目にかかれない特殊なマシンの数々を編み出しました。

大腰筋を使った歩き方は高齢者の万能薬

肩甲骨や骨盤をしっかり動かし、大腰筋・脊柱起立筋などのボディ・インナーマッスルを柔軟にすることは、スポーツのパフォーマンスを向上させるだけでなく、高齢者のロコモティブシンドローム（運動器症候群）、認知症の予防になり、逆に**大腰筋が細い高齢者は寝たきりになりやすいということがわかってきました。**

ロコモティブシンドロームは、加齢による運動器の障害（変形性関節症や円背《えんばい》、変形性脊椎症など）や運動器機能不全（筋力や持久力の低下、運動速度の低下、バランス能力低下など）により、要介護になるリスクが高まる状態ですから、高齢者の健康維持のためにも、しっかり動かし柔軟性を保たなければなりません。

ジムに通えない人やマシンを使うことに抵抗のある方は、毎日みなさんが当たり前のようにおこなっている、**〝歩く〟という動作にひと工夫加えればマシンに近い効果が得られます。それが、今回のテーマ「大腰筋ウォーキング」です。**

人間には体を動かす骨格筋といわれる筋肉が約４００種類あります。歩くという運動には、なんと、全身のおよそ３分の２の筋肉を同時に動かすとされています。歩き方によって使われる筋肉の大小は多少異なりますが、これほど数多くの筋肉を一度に使うトレーニングはありません。

認知動作型のマシンでのトレーニングによって、歩行における大腰筋の重要性が実証されました。杖をつき、足を引きずるようにして下を向いて歩いていた高齢者が、認知動作型トレーニングマシンを何回か経験することで、大腰筋のはたらきで腰の位置も上がり、膝の角度も伸びてスムーズに脚が出て、歩幅も広がり力強い歩きに変わったという例を何人も目の前にしてきました。

人生１００歳時代といわれる昨今、ぜひ大腰筋ウォーキングを自分のものにして一生元気な足腰を手に入れてください。

この大腰筋ウォーキングは、丈夫で長持ちする体をつくるだけでなく、美しい体型もつくる歩きです。

現在、マシンでトレーニングを実践するには、前述の東大駒場キャンパスだけでなく、10坪（33㎡）ほどのスペースで近隣の方が利用できるトレーニングジム「十坪《とつぼ》ジム」を千葉県柏市を中心に全国20ヶ所で展開しています。お近くの方はぜひ一度チャレンジしてみてください。

第1章　運動神経ってなに？

誰でも運動神経はよくすることができる

筋肉を鍛えても運動神経はよくならない

ＱＯＭジムでトレーニングをしていて、認知動作型トレーニングマシンを思うように動かせないと、「私は運動神経が悪いから」とか「運動神経がないから仕方ない」という方がいます。まして、マシンでもできないことを、自分ひとりでできるはずがないと思っている方は、まず〝**運動神経**〟という概念を変えてください。

私たちの体には、筋肉を収縮させる刺激を末端まで伝えて随意運動を起こす〝運動神経〟はあっても、この筋肉さえ鍛えればスポーツでも動きでもたちまち万能になる、というような〝運動神経〟は存在しません。

一般的にいわれる運動神経の良し悪しというのは、実は動作をうまくできるかできないか、ということであり、それは筋肉を上手に動かす〝回路〟、つまりは脳と体の使い方の問題なのです。

正しい動きを繰り返せば、正しい回路ができて思いどおりの動きができるのですが、この回路がなかったり、あるいはすでに間違った回路ができてしまっている人、この人たちがいわゆる**〝運動神経が悪い〟**人といわれるのです。

〝運動神経〟は生まれつきのものだから、どんなに頑張ってもよくなることはない、と思いがちですが、そんなことはありません。**正しい動作を身につけることで、脳からの刺激を伝える正しい〝回路〟ができ、体の操作性を向上させる、すなわち〝運動神経をよくする〟ことは可能です。**

たとえば、近年のフィギュアスケートや体操では、20年、30年前だったら一握りのトップ選手にしかできないような難しい技を小中学生が軽々とこなしています。

初めて挑戦する選手の場合にとっては、たとえば、4回転ジャンプの動きをする場合、最初は回路がないためにゼロから回路づくりを始めなくてはならず、さまざまな試行錯誤が必要です。しかし、次に挑戦する人は最初の選手が成功した例を見て、「あぁ、こうすればいいんだ」という運動の回路を観察できるので、比較的簡単にできるようになります。

「でもそれは、もともと運動神経の優れた人たちの話だし……」と思われるかもしれませんが、ここまで極端でなくても、何かスポーツをしたとき、はじめのうちは思うような動きができなくても、練習を重ねるうちにだんだんと〝体が覚えて〟できるようになった、という経験は、多くの方がおもちでしょう。

大切なのは、正体不明の〝運動神経〟ではなく、正しい動作をおこなうために脳と体をつなぐ〝回路〟なのです。

神経の回路を修正すれば運動神経はよくなる

ほんの少し体の使い方を変えて基本的な動きを身につける（＝回路をつなぐ）だけで、運動能力を向上させることができるなら、つぎの問題は、回路をつなぐためにはどうすればいいのか、ということです。

回路をつなぐには口で言うだけでは難しく、まして、一度つながった回路を修正するのはなかなか容易なことではありません。

スポーツではよく、「はじめに変なクセを身につけてしまうと矯正《きょうせい》が難しい」、といわれますが、**歩き方や走り方など、誰もが子どものうちからあたり前のものとしてできている簡単な動作ほど、クセがつくと回路の修正は難しくなります。**

ふだん無意識におこなっているような動作は、見よう見まねで覚えていくために、生活の中でその人固有の運動回路が染みついて、クセになってしまっている人が多いのです。

少しでも体の使い方を変えること＝回路を修正するには多くの時間と繰り返しが必要になります。

確かに、「歩き方」を教わってから歩き始める赤ちゃんはいませんから、一人ひとりにクセがあるのは仕方ありません。まさに、「言うは易く行うは難し」です。

スプリントトレーニングマシンは脳と筋肉をつなぐ回路

正しい回路をつなぐには、神経回路に直接刺激を与えるような工夫が必要になります。

そこで、スプリントトレーニングマシンを使って教えてみると、はじめは大汗をかきながらまったくできなかった人が、練習を重ねて動作をイメージし、それを体感することで少しずつコツをつかみ、できるようになります。

このマシンでは、「動きのイメージ」と「実際の動作」のズレを、意識的・無意識的な筋肉の動きによって体感しながらトレーニングすることができるため、比較的短時間で理想的な動きを身につけることができるのです。もともとの目的であった「速く走るためのマシン」として、さまざまな人を対象にトレーニングした結果、**体の動きを改善することで短期間のうちに著しくスポーツパフォーマンスが向上することがわかりました。**さらに、多くの高齢者の方の身体能力の向上にも寄与するなど、まさに、スプリントトレーニングマシンは脳と筋肉をつなぐ運動神経の回路の役目を果たしているのです。

運動神経の回路を知る

回路とは脳と筋肉を結ぶルート

正しい〝回路〟をつなぐこととは、脳から筋肉に正しい体の動きが伝わることです。
脳から出された運動の指令は、神経細胞（ニューロン）を通じて大脳から末端の筋肉に伝わります。このときの電気信号の伝わったルートが電気信号の〝回路〟です。

一見同じに見える動作でも、さまざまな条件によって伝わるルートも異なるため、動作のたびに新しい回路がつくられます。

そして、同じ動作を繰り返すうちに、脳はうまくいったときの回路を記憶して、毎回同じ回路で電気信号が伝わるようにします。

つまり、先述の**「練習を重ねるうちにだんだんと〝身体が覚えて〟できるようになる」というのは、正確には体ではなく、うまくできたときの神経回路を〝脳が覚えた〟のです。**

運動指令は大脳から筋肉へ

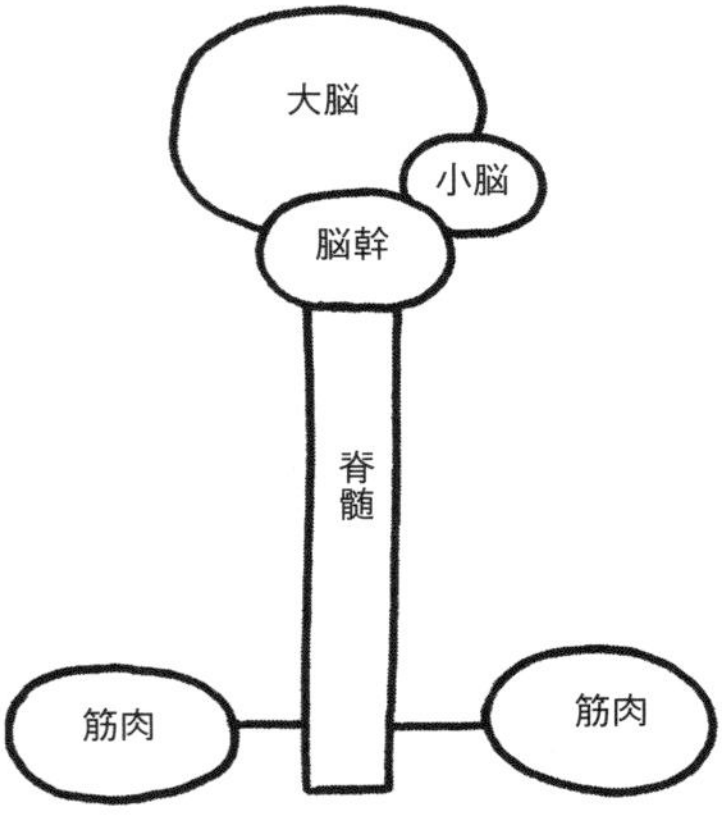

運動にかかわる大脳皮質の機能分布

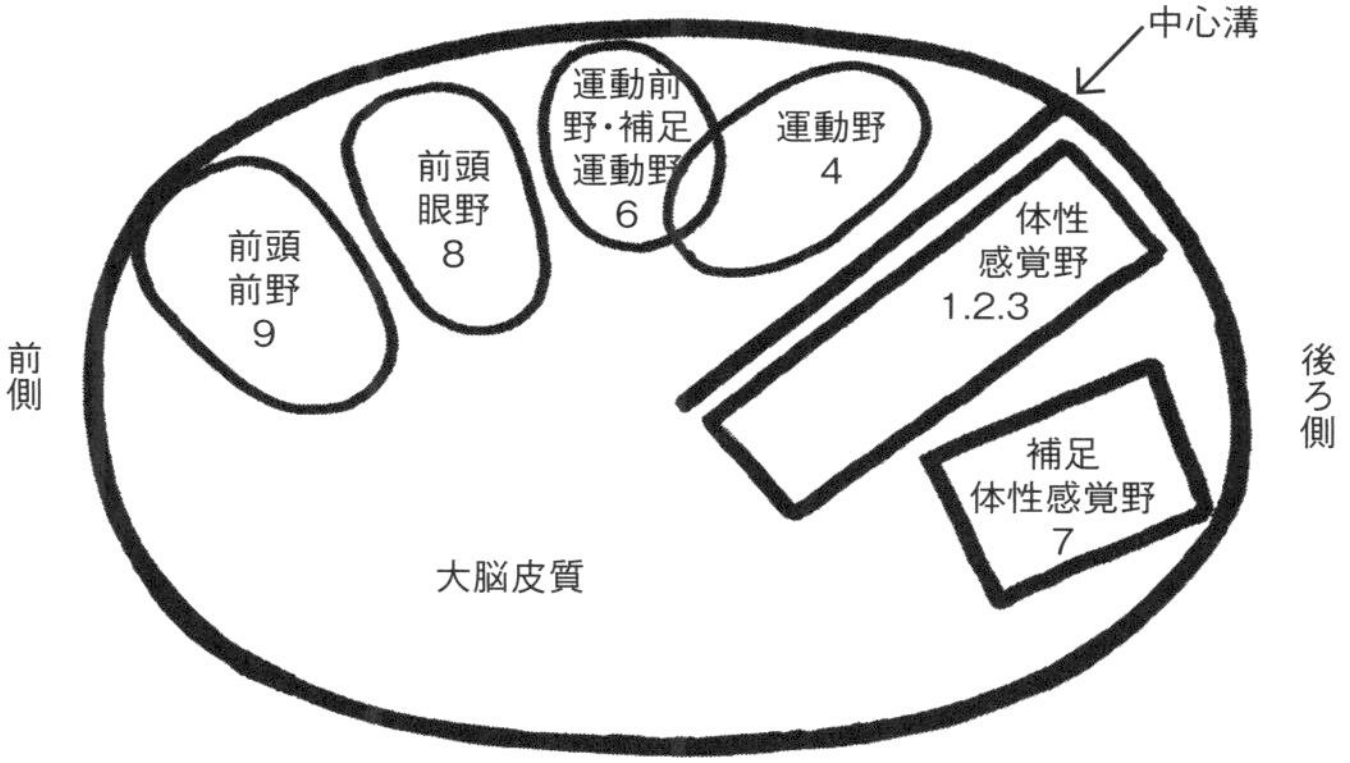

運動は「大脳」の指令から始まる

ここで改めて、体を動かすしくみについて見てみましょう。運動にかかわる神経系は、中枢《ちゅうすう》神経系と末梢《まっしょう》神経系に分けられ、これらをまとめて「**運動神経機構**」として考えます。運動神経機構は、大脳、脳幹、小脳、脊髄《せきずい》、筋肉とそれらをつなぐ神経から成り立ち、それぞれが独自の形で運動の調整や実行にかかわっています。

知覚情報を統合し、全身の神経を支配する脳の大部分を占めているのは大脳です。

大脳は思考の中枢となり、イメージをつくって運動を発生させる源であり、運動全体を統合する場所でもあります。大脳は左右一対の半球からなり、左右の半球は脳《のう》梁《りょう》と呼ばれる神経線維の束で連結されています。右側の右脳は体の左半分を、左側の左脳は右半分をコントロールしていて、言語をつかさどる言語中枢がある半球を優位半球、ないほうを劣位半球といいます。

大脳の表層は、神経細胞が集まり表面に多数の溝《みぞ》（＝しわ）がある大脳皮質があり、中心溝と呼ばれる大きな溝を境に前頭葉と頭頂葉に分けられ、もうひとつの大きな溝である外側溝によって囲まれた側頭葉と後頭部の後頭葉という、4葉に区分されます。

さらに、6層からなる大脳皮質には、それぞれ異なる機能を受けもついろいろな領《りょう》野《や》があります。情報を識別して情報に応じた指令を出す一次的はたらきを受けもつ一次野と、より高度な機能を受けもつ連合野がありますが、**運動に関して重要なはたらきをするのは、中心溝の横にある運動野（一次運動野）と運動前野です。運動野は、**

随意運動に関するさまざまな運動関連領野からの情報を受け、骨格筋（筋肉）を動かす指令を出すことから、運動の発生源ともいえます。

また、新しい運動をするときや運動の学習の初期、難易度の高い運動をするときには、補足運動野の活動が見られます。補足運動野は、単純な運動より複雑な運動をするときにはたらき、実際に体を動かさなくても、運動のイメージを繰り返し想起するだけで活動が活発になることがわかっています。

中心溝の後ろ側には、感覚に関する体性感覚野が、さらに、**前頭連合野とも呼ばれる前頭前野は、前頭眼野とともに運動にかかわる連合的な中枢として機能しています（65ページイラスト参照）**。

大脳半球の内側には、「大脳辺縁系《だいのうへんえんけい》」と呼ばれる総合中枢があります。大脳辺縁系には、視床、視床下部、下垂体、扁桃《へんとう》、海馬《かいば》、脳弓といった、それぞれに生命活動に直結する機能を伴う組織があり、さまざまな神経線維が集まり、ところどころで神経核と呼ばれる塊《かたまり》をつくっています。

大脳辺縁系の中にある神経核としては、「大脳基底核《だいのうきていかく》」が有名で、運動や筋緊張の調節に大きなはたらきをしているだけでなく、運動の学習、とくに運動手続きの学習と記憶に欠かせない役割を担っています。

大脳と脊髄を結ぶ神経路

随意運動にかかわる電気信号は、視蓋《しがい》や網様体、橋《きょう》、大脳基底核など、いくつもの神経核を通って脊髄へと伝わります。なかでも、もっとも太い神経の通り道は、大脳皮質の運動野と脊髄を結ぶ「**錐体路**《すいたいろ》」と呼ばれる、神経線維が束になった神経路です。

錐体路には100万本の神経線維があるといわれ、錐体細胞から伸びた神経線維は多くの側枝を出しながら脊髄に入り、さらに多くの側枝を増やします。**運動経路のうち、錐体路以外のものを錐体外路といい、随意運動を支配する錐体路と協調しながら、骨格筋の緊張と運動を反射的、不随意的に支配するはたらきをしています。**

運動神経の伝導路

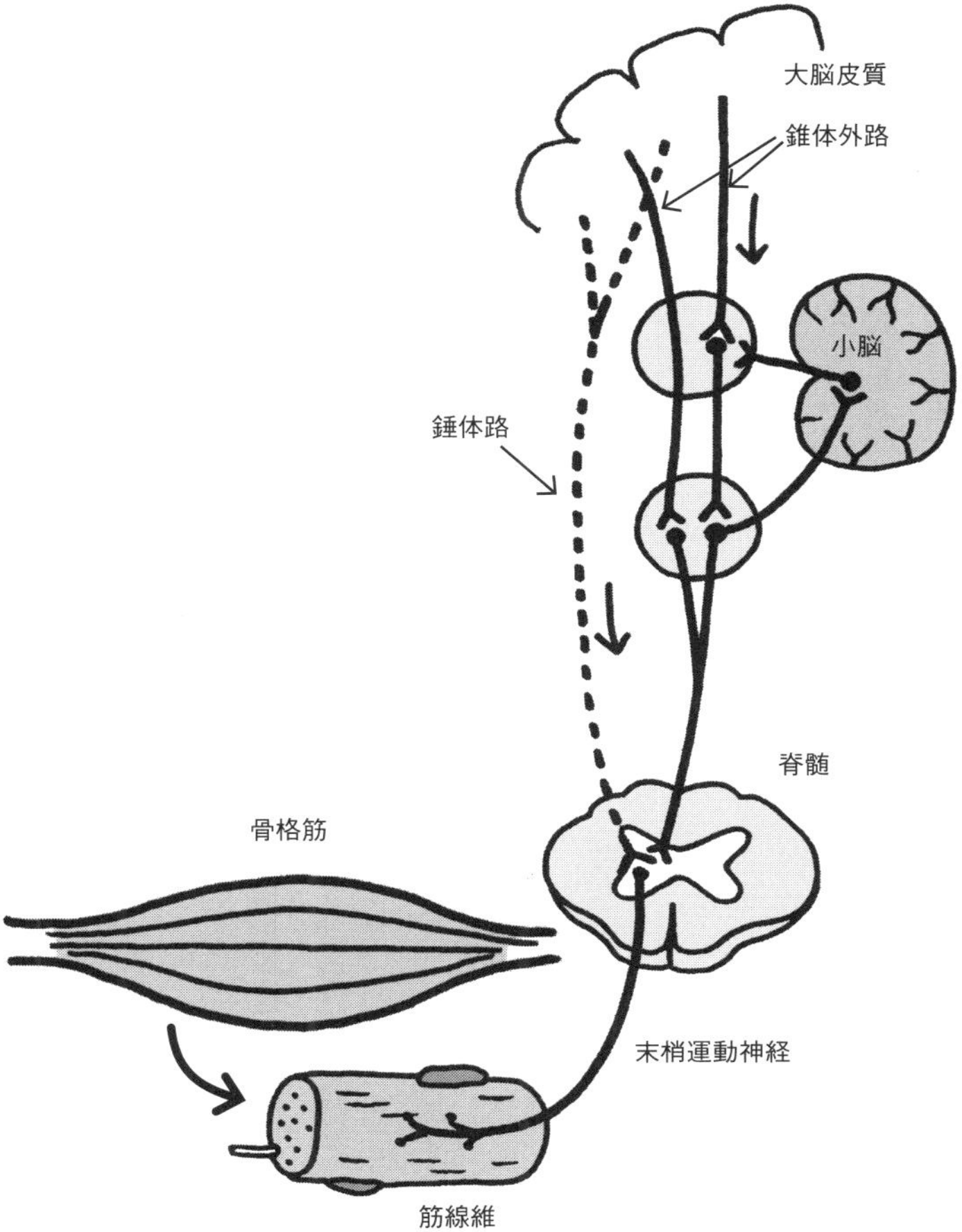

【脳幹のはたらき】

中脳・橋・延髄からなる脳幹は、大脳、間脳、小脳という上位中枢と脊髄をつなぐ神経線維の通り道です。

脳幹のはたらきのなかでも特徴的なのは、上位中枢からの指令をただ中継するのではなく、上から受けたおおまかな指令をもとに、複数の筋肉を組み合わせた詳細な運動指令パターンや、日常行動における基本的動作のパターンをつくり出すことです。

このしくみはCPG（中枢パターン発成器）と呼ばれ、私たちがふだん意識せずに歩くことができるのも、このしくみによるものです。

また、**脳幹は筋肉の緊張の調節にもかかわっており、脳幹にある多くの神経核が信号の出入力をおこなっています。**

【小脳のはたらき】

間脳の背側にあって、脳幹を構成する中脳、橋、延髄とそれぞれ連結橋で結ばれている小脳は、**姿勢の平衡や歩行の制御、さまざまな随意運動、反射運動に関係してい**

ます。

運動にあたっての筋力の微妙な調整や筋緊張の制御などにかかわるため、運動を上手に調節できるかどうかは、小脳のはたらきによるところが大きいとされています。

小脳には、運動動作を記憶する「記憶中枢」としてのはたらきもあり、長い間自転車に乗らない期間があっても転ばずに乗れるのは、小脳が乗り方を記憶しているからだといわれます。

【脊髄と筋肉のつながり】

脳とともに中枢神経の一端を担う脊髄は、延髄から腰の下あたりまで続く脊柱管（背骨の中の空間）に保護されています。**脊髄の運動中枢は、随意運動や反射運動、歩行運動などの調節にかかわり、上位中枢から伝えられた指令に応じて、活動する筋群や活動のタイミングを決定する**など、下位運動中枢としての役目を果たしています。

また、脊髄のもうひとつ重要な機能に「反射」があります。

末梢からの刺激情報が知覚神経（求心路）によって脊髄の反射中枢に達すると、大脳皮質を介することなく、反射的に運動神経（遠心路）を介してその情報を末端に伝え、筋を収縮させたりします。これが「**脊髄反射**」です。熱いものに手を触れたとき、瞬間的に手を離すのはこの脊髄反射によるものです。

神経細胞の特徴

以上のような複雑な神経回路を形成し、電気信号を発して情報をやりとりしているのは、「ニューロン」と呼ば

神経細胞（ニューロン）

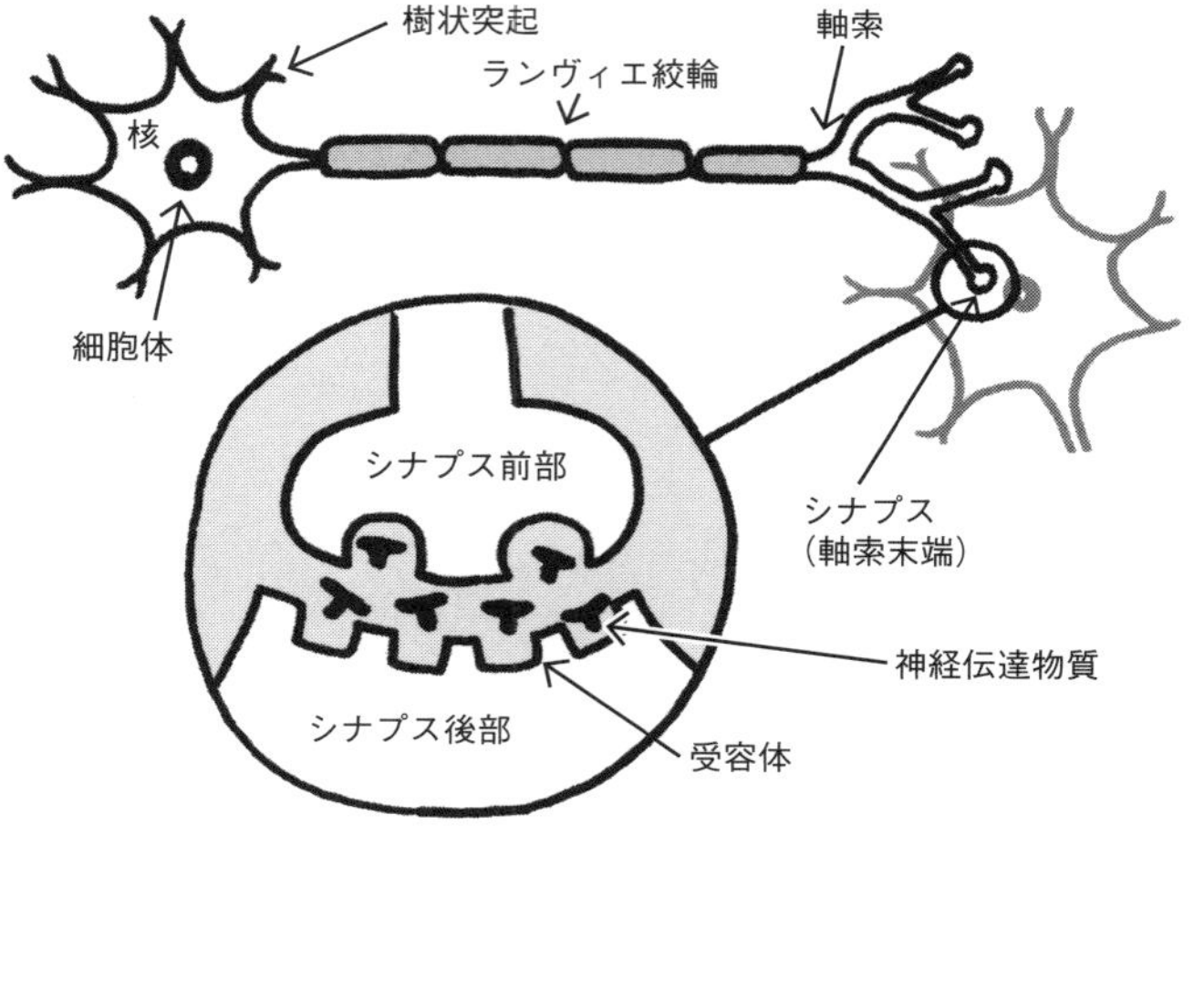
樹状突起
軸索
ランヴィエ絞輪
核
細胞体
シナプス前部
シナプス
（軸索末端）
神経伝達物質
シナプス後部
受容体

れる神経細胞です。核やミトコンドリアを含んだ細胞体、樹状突起、つるのように長く伸びた軸索《じくさく》で構成されるニューロンは、大きいもので10分の1㎜以上、小さなものはわずか200分の1㎜と大きさはさまざまです。

大脳では1立方㎜に10万個以上のニューロンが集まり、巨大なネットワークをつくりあげています。

細胞体から出て複雑に枝分かれしている樹状突起は、ほかのニューロンからの「電気信号（インパルス）」を受けとる〝アンテナ〟の役割を果たし、軸索を通して情報を次のニューロンに伝達します。

長い軸索の先端はいくつにも枝分かれし、この枝とほかのニューロンの樹状突起との接合部は「**シナプス**」と呼ばれます。

シナプスでは、アセチルコリンなどの神経伝達物質を用いて信号が伝達されます。

軸索のまわりはミエリン鞘と呼ばれる絶縁体の鞘《さや》でおおわれていますが、ところどころに間隙（ランヴィエの絞輪《こうりん》）を残しています。

シナプスのはたらきは、運動がおこなわれることによって高まります。体を動かさない状態が続いたり、使われないシナプスの伝達機能は低下してしまうため、運動をうまくおこなうためには、有効な運動神経回路を形成して動作を繰り返し、シナプスを機能させることが大切です。

樹状突起は成長とともに大きくなり、枝分かれの数も増えてきます。いろいろな動作の学習や新しい身体活動の継続によって樹状突起が発達し、神経回路もそれに比例して豊かなものになっていくのです。

自分の体の回路を知ろう

このように、運動には大脳、脳幹、小脳、脊髄がかかわり、神経細胞が複雑なルートをたどって脳と末端の感覚器の間を往き来し、筋肉を動かしています。実際には、それぞれの運動一つひとつにおいて、このような複雑な神経制御が一瞬のうちにおこなわれ、気の遠くなるような作業がおこなわれているのです。

何十年間も自分で正しいと思って無意識のうちに歩いてきたこの回路の修正をおこない、美しく正しい歩き方を身につけるのは一朝一夕にできることではありません。ましてや、歩くことで多くの筋肉が作動されていることを考えると、膨大な筋肉の回路を修正する作業があります。しかし、安心してください。**歩くことは毎日多くの人がやっていることです。この歩く作業にちょっとひと工夫して大腰筋の回路を正しくつないでやればいいのです。**

一気に正しい歩き方をおこなおうとすれば、また間違った回路をつなぐ可能性があります。まずは、自分の体の動きをもう一度じっくり見つめ直し、体に対する認識の違いやクセを洗い直してください。

つぎの章からは、アスリートのようにより強い体をつくるためではなく、健康な体をつくり、無理なく美しい身のこなしができるようになるために、まずは今自分の体がどんな状態であるかを知って、正しい体の動かし方とは、を考えていきましょう。

第2章　正しく動く体をつくるには

動作の意識化が大切

動きをイメージしてみる

脳の指令が私たちの体の動作を決めていることは、前章で理解できたかと思います。しかし、その指令を受ける体がきちんと動ける状態でなければなりません。繰り返し練習してもなかなかうまくいかない人は、体のどこをどのように動かせばよいのかわからなかったり、動きをイメージできない場合が多いようです。

筋肉を動かすという人間の動きをよく観察してみると、「曲げ」「伸ばし」「回転」「ひねり」という4つの動作を基本にしていることがわかります。

関節の動きには、「屈曲《くっきょく》」「伸展」「外転（上肢や下肢を体の中心軸から遠ざける）」「内転（上肢や下肢を体の中心軸に近づける）」「回内《かいない》（親指が内側になるように前腕をひねる）」「回外《かいがい》（親指が外側になるように前腕をひねる）」などがあり、これらの運動は、直線、円、楕円、曲線、螺旋《らせん》といった基本的な図形をなぞる動きとして考えることができます。一見、そうとは思わない動きにも、必ずこれらの基本図形の要素が入っているのです。

円を描いて体の動きを意識する

体の動きを意識するときに、もっともわかりやすいのが円運動です。まずは体で円を描いてみると実感できると思います。

はじめに指先だけで宙に小さな円を描き、徐々に円を大きくして手首や肘、肩など、腕全体を使って大きな円を描いてみてください。最初は指先だけで書けた円が、円を大きくしていくうちに手首を使わないと書けなくなり、さらに大きな円を描くには肘や肩のはたらきも必要になることがわかるでしょう。そして、上半身や全身を使ってもっと大きな円を描くようになると、体で描いていることが実感できると思います。

運動が苦手な子どもや、運動不足や加齢などによって関節の可動域が狭まり、運動の自由度が狭くなっている人は、こうして体で図形を描くことで、体をのびのびと動かしながら運動の立体空間をイメージしたり、体と頭を使って立体空間を生み出す能力を向上させることに役立ちます。**体は柔軟性をもって動かすことにより、どんどん大きな可能性を生み出すのです。**もちろんそのことが健康な体づくりに役立つことはいうまでもありません。

体の部位の認識を改める

私たちは人の体の構造を知っているようで意外と知らないことが多く、勘違いから日常の体の動きを制限してしまっていることもあります。部位のイメージが間違っていれば、いくら正しい神経回路を形成してもその効果は半減です。あなたが認識している体のイメージと解剖学的構造をマッチングさせなくてはいけません。

【股関節の位置は骨盤の横・】

股関節（足のつけ根）は体のどこにありますか、と聞かれ、すぐに内股を指す人は正しい歩きができない人です。

股関節とは、寛骨臼《かんこつきゅう》の月状面と大腿骨の上端にある骨頭と呼ばれる球上の部分の間の臼上関節をいいます。大腿骨が股関節にはまる部分をネックといい、骨盤の横に位置し、外に出っ張っている部分です。

この位置関係が股関節を安定させ、さらに周辺の筋肉と協調することで、脚を前後左右に自在に動かすことができ、歩幅を拡げ、ストライドが伸びたきれいな歩きが可能になります。

ところが、股関節は腰の真下（内股）にあるというイメージをもっている方がいます。

つまりお尻の下に脚があると思っているのです。お尻の下に脚がある意識で歩いて

股関節の位置を知ると歩き方が変わる

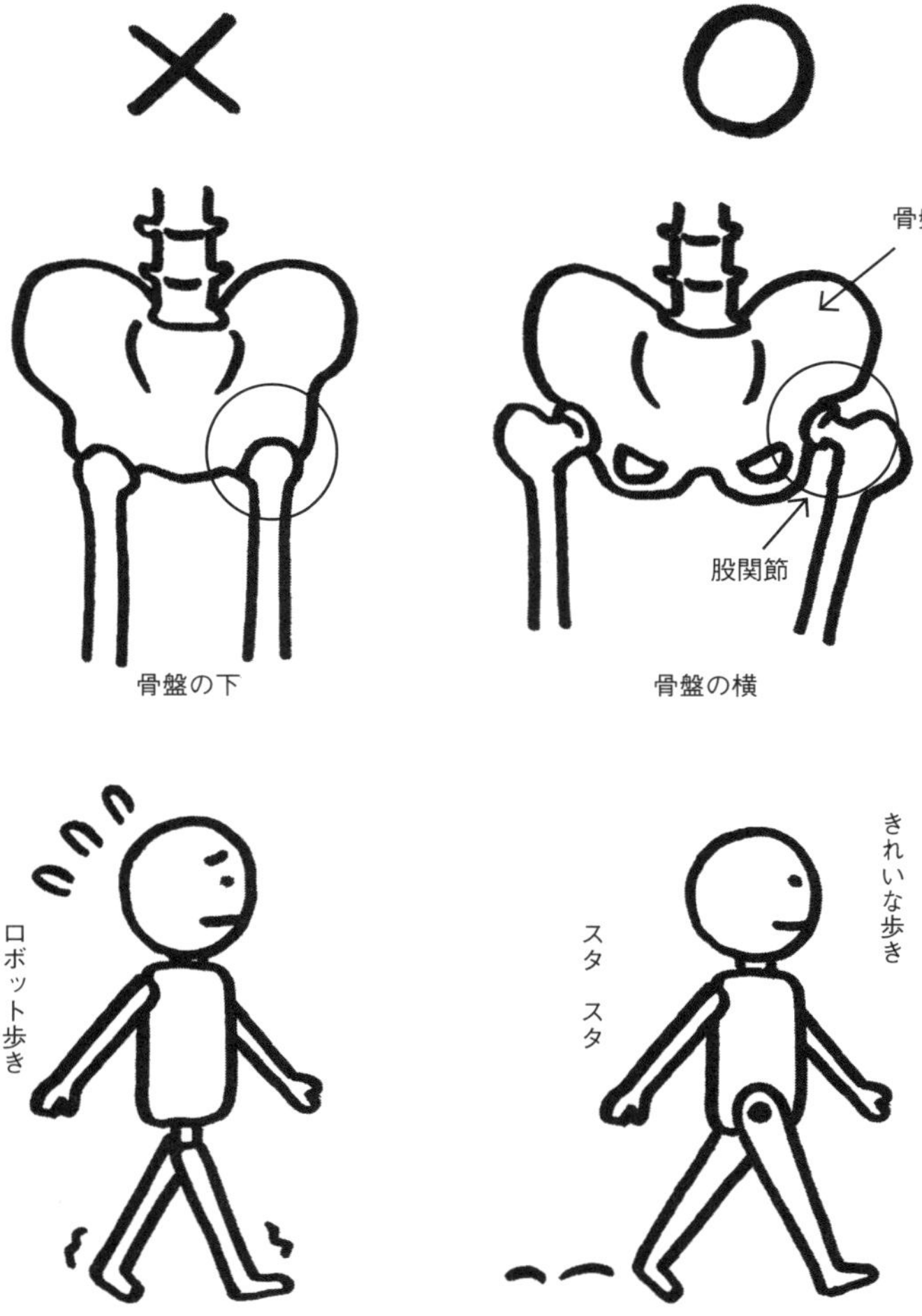

いる方は、骨盤に付着している外旋6筋（梨状筋《りじょうきん》・大腿方形筋など）を常に緊張させ、いつも骨盤を固めて歩いているのため、歩幅が制限され、ガチガチに固まってロボットが歩くような歩きになるのです。

【鎖骨は肋骨《ろっこつ》の上に浮いている】

みなさんは簡単な人間のイラストを描くときに、次ページA図のように鎖骨と肩甲骨、肋骨を胴体として一体化してその周りに手足をつけたことはないでしょうか。このように描く（感じている）ということは、そのように体を使っているということなのです。

実際は、肩甲骨や鎖骨のような比較的大きな骨は、B図の胸鎖関節という部分だけでつながり、肋骨との接点はありません。**ヤジロベイのように肋骨の上に浮いてます。**ところが胴体が一体化しているとイメージしている方は肩近辺の筋肉が収縮して、肩こりなどの症状がみられます。歩くときでも手を振ると同時に肩を大きく振るなど無駄な動きが多くみられます。

人の体型のイメージを変える

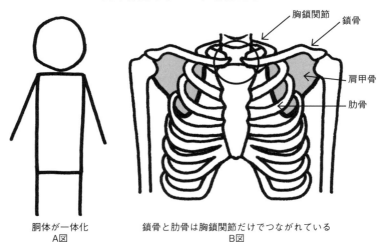

胴体が一体化
A図

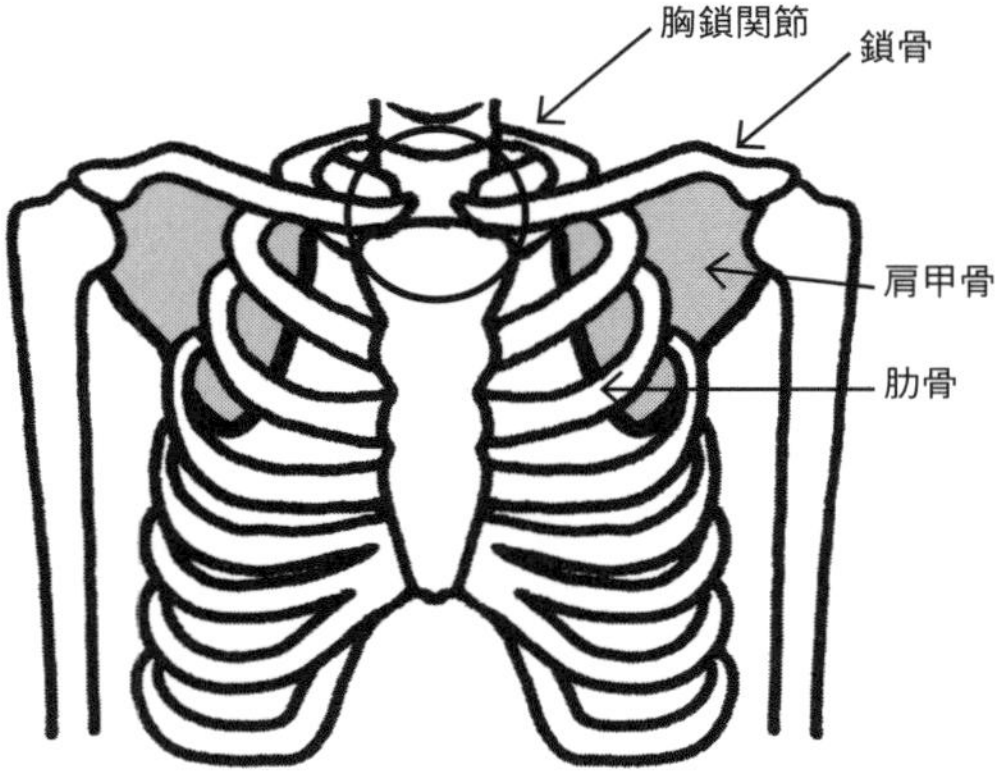

鎖骨と肋骨は胸鎖関節だけでつながれている
B図

たすき掛け

運動パフォーマンスを
高める役目もある

和服で作業をするときや武士の立ち合いなどでは必ず「たすき掛け」をします。もちろん長い袖《そで》が邪魔にならないようにする目的もありますが、それだけでなく、**腕、鎖骨と肩甲骨の動きと胴体の動きを別々にして、運動のパフォーマンスを高めるためのものと考えられます。**

体を上手に動かすには？

体軸を感じ、パフォーマンスを高める

体を上手に動かすには体軸を感じることも大事です。体軸とは「正中感覚《せいちゅうかんかく》」といわれ自分の体の中心（センターライン）がどこにあるのかという感覚です。

正座をして、上半身で円を描いてみましょう。前傾姿勢になるときは、腰や背が曲がらないように注意して、胸を前に乗り出すようにし、左右に傾くときは、倒れない

ように腹圧を高めて体を支えます。後傾姿勢になるときは、胸を張るようにして腰を伸ばしながらゆっくりと動かし、膝頭が浮かないように気をつけてください。頭や肩の部分を動かすだけでなく、腰から上全体を使って円を描いてみると、動きの範囲が思いのほか大きいことに気づくでしょう。そして、上体を動かすには腹筋で支え、腹圧を調整することが、スムーズな回転につながることが体感できると思います。その腹筋は、一般的な腹筋運動で使われる比較的表面に近い部分の腹筋群ではなく、身体の深いところにある腹筋群、いわゆるボディ・インナーマッスルです。

さらに、上体全体をゆっくりと大きく回転させ、つぎに逆回転させる動作を繰り返していくと、自然と動きの中心が骨盤の中心から下がったあたりにあることが感じられるはずです。

続いて今度はだんだん動きを小さくして、重心（頭を含めた上体の重さ）が自然に動きの中心軸の真下に納まるようにすると、体軸の中心が感じられるはずです。

この体軸の感覚がつかめると、正しい歩き方のポイントとなる、体の重心の移動を

スムーズにおこなうことができます。２足歩行をおこなう人間は基本「２軸歩行」です。**２軸歩行とは、脚・腰・肩を通る右体軸と左体軸とが、スムーズに入れ替わりながら進行する姿です。この姿こそ大腰筋ウォーキングの歩き方の基本なのです。**

体を柔らかくして、クセをなくそう

動作を意識して体を動かすときに重要なのが、クセのない動きを身につけることです。クセがついてしまう要因にはさまざまなことが考えられますが、そのひとつとして体の硬さがあります。関節の可動域が狭く、体に柔軟性がないと、どんなに意識しても正しい姿勢がとれず、〝クセ〟となってしまうのです。

体が硬いと動きにクセがつくだけでなく、ケガをしやすくなったり、血行不良を招いて腰痛や肩こりを起こしやすくなる、あるいは疲れやすくなるなど、いいことはありません。

2軸歩行の体軸の移動

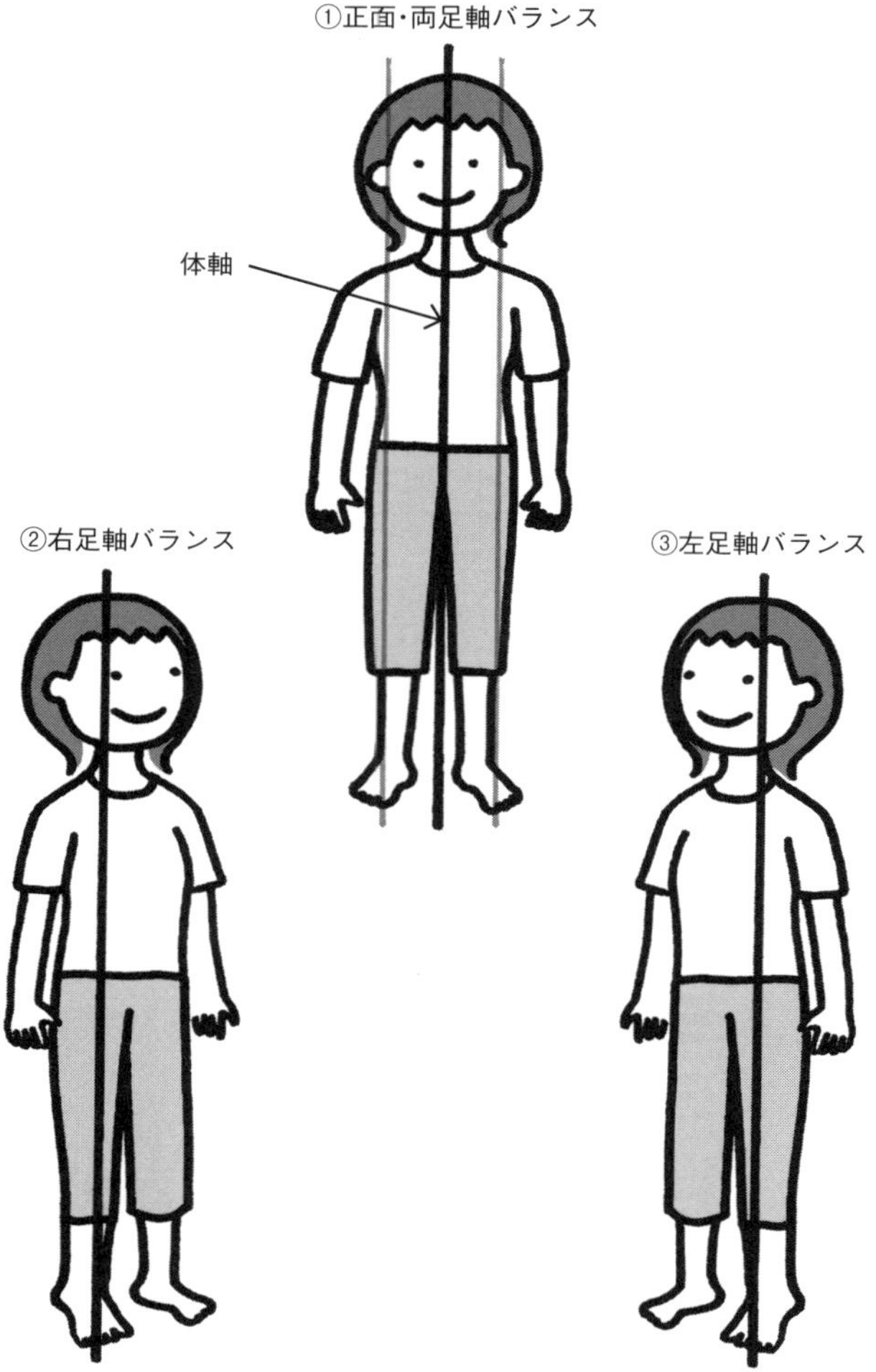

①は静止状態。②③は体軸が交互に入れ替わる歩き方。
大腰筋ウォーキングの基本。

体のバランスの悪さもクセの大きな原因です。背骨や骨盤の歪みはもちろん、利き足なら片足で1分間立てますが、反対の足では1分もたずにバランスをくずしてしまう、あるいは首や腰を左右に回すときに、回しやすい側と回しにくい側があるなど、左右のアンバランスも動きに大きな影響を与えます。

もうひとつ、体の〝ひねり〟もＱＯＭ（動作の質）にかかわる重要な要素です。人間の体には、首や腰のひねりをはじめ手首の回内・回外や足の内旋・外旋など、いろいろな〝ひねりの構造〟があり、**ひねりを入れることで動きを美しく見せるはたらきがあります。一般的には動きの少ない部位と思われがちな背骨もひとつずつ動かすことができますし、骨盤もひねることができますから、これらを動かすボディ・インナーマッスルをはたらかせ、体の柔軟性を高めることが大切です。**

ヨガでは練習を積むと、意識を集中すれば呼吸ひとつでも、いまどこの筋肉がどのように動いているのかわかるようになるそうですが、そこまでいくのは無理だとしても、可能ならば背骨や骨盤の動きを感じることができるほどの感覚と柔軟性を身につけたいものです。

美しい身のこなしを身につけ、ＱＯＭ（動作の質）の向上をはかるためにも、第6章で紹介するストレッチで体の柔軟性を高めましょう。

力を抜いて、力を出す

武道の技には、現代のスポーツにも通じるものも多く、思いがけずヒントとなることがあります。私が35歳から始めた合気道では、力を抜いて相手の力を逃すような形で攻撃をかわし、技をかけることを基本としています。

体のあらゆる緊張をとりのぞき、脱力した状態から精神の集中をはかることによって気力を充実させ、相手を倒す、というものです。合気道で「**柔よく剛を制す**」ためには、〝脱力〟が重要なポイントとなります。

しかし最初の頃、陸上をやっていた私には、合気道はまったく異質の文化で、思い切り力を込めて集中することは得意でも、**「力を抜いて相手を制する」**ということがどうしてもわかりません。「肩に力が入ってはいけない」といわれても、力を抜けば投げられてしまい、なかなか〝脱力〟のコツを会得《えとく》することができなかったのです。

いったいどうすればいいのか、と考えていると、合気道では「円の動きが大事である」と教えていて、円というものが非常に重要な意味をもっていることに気づきました。

脚の運びは直線と螺旋、ひねりの動きですから、円とともに立体幾何学の組み合わせになります。

さらに、力の支点を次々と変えていくことで、複合的な円の動きがつくられることを発見し、いろいろな技を研究しているうちに、自分が力んでいると支点がうまく移動できず、技がうまくかけられないこともわかりました。力を抜くことが力を出す極《ご》意《い》であることを、身をもって感じることができたのです。

常に力が入っているということは、常に緊張しているということです。緊張は自律神経が高ぶり、交感神経のはたらきが高まった状態で、体の構造的不具合も生じます。

たとえば、肩こりがひどい人、口呼吸をしている人、目の奥が重い人などは体に力が入っているかもしれません。まずは、自分の体のクセを知ることから始めてはいかがでしょう。

バランスの整った正しい立ち姿が基本

自分の立ち姿を見てみよう

運動だけでなく、あらゆる動作のなかで基本となるのが、〝美しい立ち姿〟です。美しい立ち姿とはどのようなものかをお話しする前に、まずは自分のふだんの立ち姿をチェックしてみてください。全身を映せる大きな鏡がない場合は、スマートフォンやデジタルカメラで写真を撮るとよいでしょう。チェックをするときは、意識して姿勢を正したりせず、リラックスした状態で確認します。

正しい立ち姿は、体に無理がなく、安定しています。

余計な力が入っていないので疲れにくく、人に与える印象も美しいものになります。すなわち、**正しい立ち姿＝美しい立ち姿です**。反対に、姿勢が悪いと見た目の印象が悪いだけでなく、さまざまな不調の原因になることが知られています。

２足歩行の人間の場合、動作の基本は、２本の足でバランスよく立つことです。美しく立つためには体軸の認識だけでなく、ボディ・インナーマッスルの力が必要です。

ふだんから正しい姿勢を意識することで、クセや歪みも矯正され、歩きやすく、疲れにくい立ち姿となりますから、まずは、基本となる「正しい立ち方」を覚えましょう。

正しい立ち方

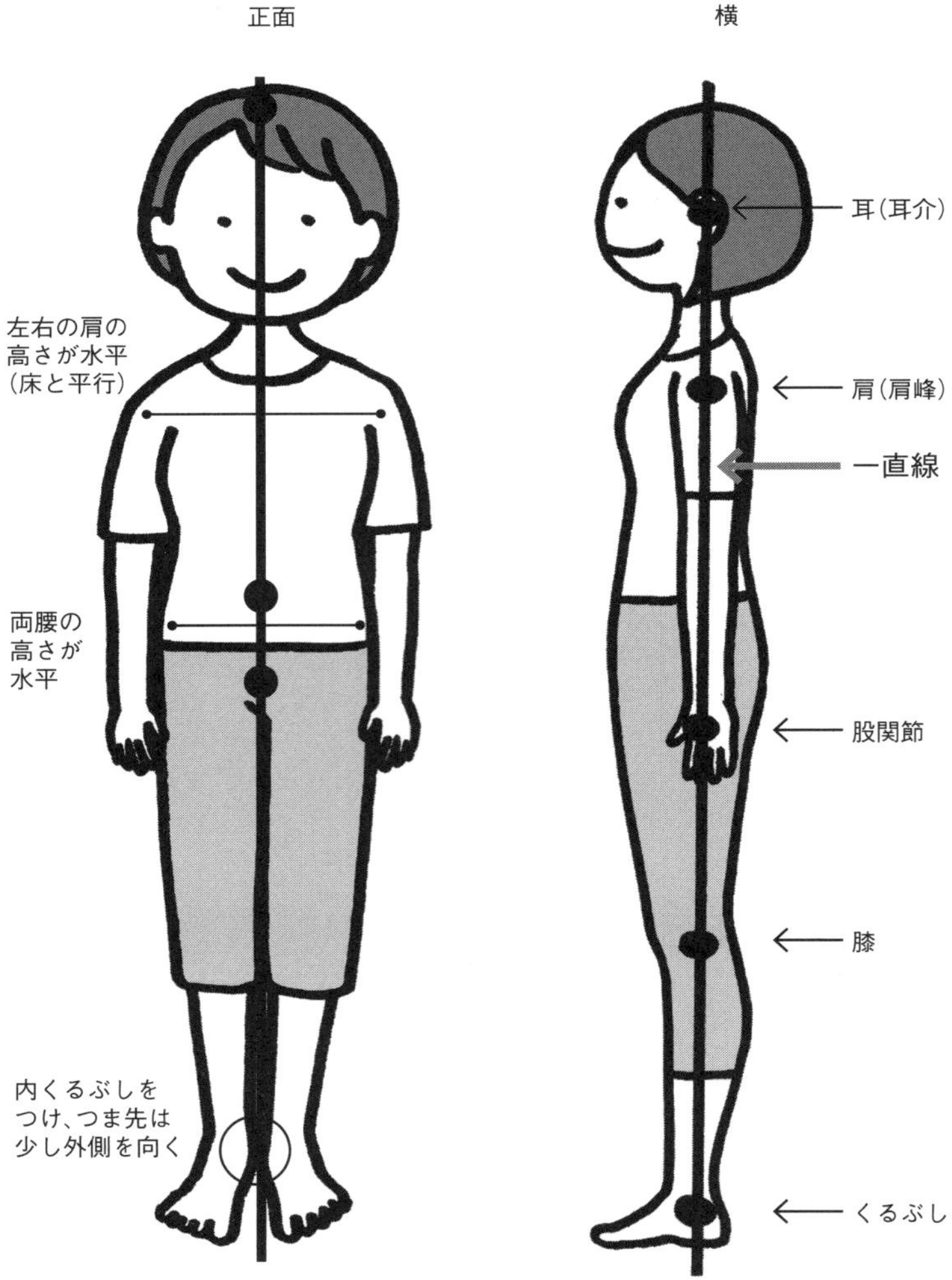
正面
横
左右の肩の
高さが水平
(床と平行)
両腰の
高さが
水平
内くるぶしを
つけ、つま先は
少し外側を向く
耳(耳介)
肩(肩峰)
一直線
股関節
膝
くるぶし

正しい立ち方を覚える

①つま先を平行に、こぶしひとつ半くらい開けて立ち、かかとをつけると、内くるぶしがつき、つま先が外側を向きます。

②頭のてっぺんが真上から、ひもで引っ張られているようなイメージで頭頂部を意識します。目線を下ろさず、まっすぐ前を見てあごを軽く引きます。両手は肘を曲げずに、まっすぐ下ろしましょう。両肩を前から後ろにぐるっと回し、もっとも高い位置にきたところで肩を下にストンと落とすと、余分な力が入らず自然に脱力することができます。

③膝の裏は、ふだんあまり注意することもなく、伸ばしたつもりでいますが、実は意外と曲がっている人が多いものです。少し意識するだけで、すぐに伸ばすことができるので、日頃から膝の裏に注意するようにしましょう。

④背筋を伸ばすには、胸椎（頸椎《けいつい》と腰椎の間）を意識して伸ばします。胸椎を伸ばすことで、下の腰椎も自然に伸びて胸が張った状態になります。

⑤横から見たときに、①肩、②股関節、③膝、④くるぶしの4点が一直線上に並んでいる状態が、正しい立ち方です。同時に、正面から見て、①頭頂、②おへそ、③股間が一直線上になっているかも確認しましょう。また、両肩と両腰（左右の骨盤）を結ぶ2本の線が、床と平行であることも重要です。

◆軸意識をもつ立ち方

体軸を意識することがパフォーマンスを高めることは前述しましたが、この意識をもつことで、最小限の力で正しい姿勢を保ちます。達磨落としのコマをイメージするとわかりやすいでしょう。いちばん上の頭の部分を支えるコ

正しい立ち方は軸意識をもつ

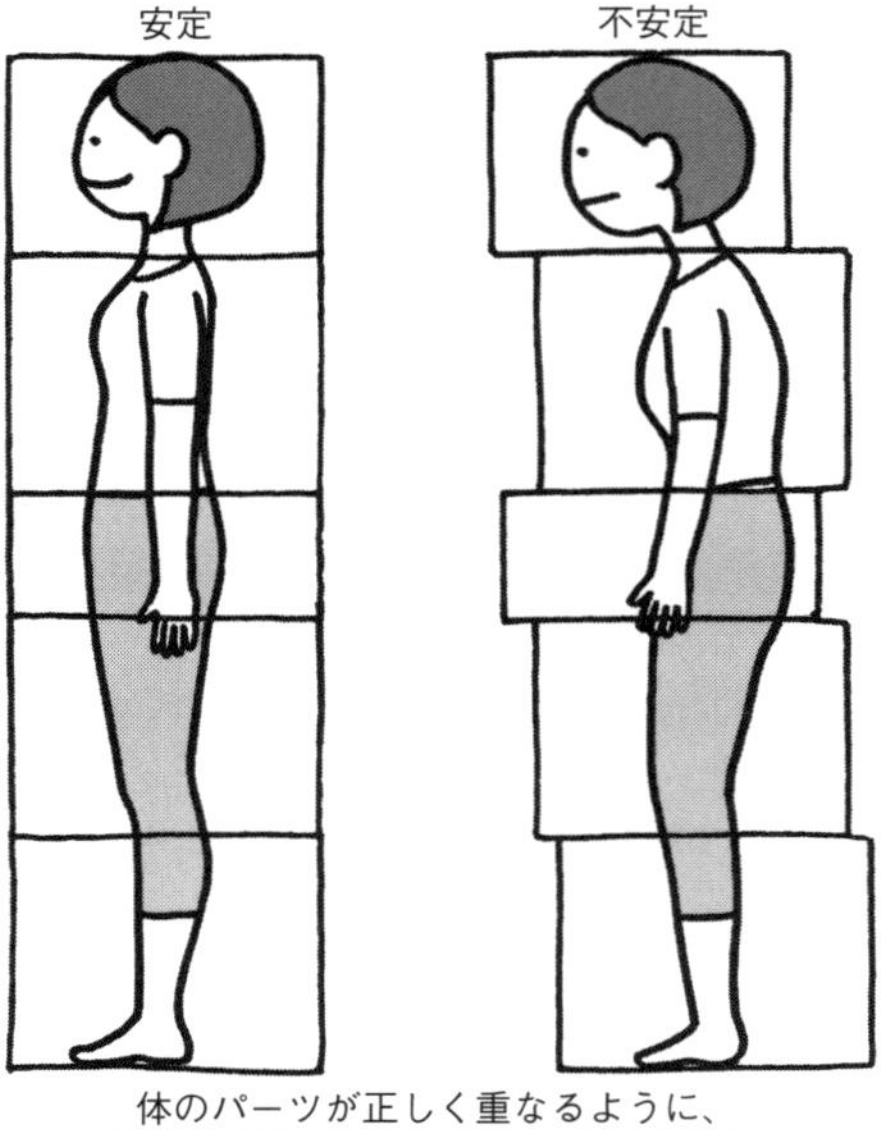

体のパーツが正しく重なるように、
軸意識を持つと正しい立ち方ができる

マ同士の接着面が大きいほど達磨は安定しますが、まっすぐに重なっていないと達磨は不安定になり、少しの衝撃でくずれてしまいます。私たちの体も同じです。できるだけ各コマはまっすぐ重なるように軸意識をもちます。

慣れないうちは、一つひとつ体の動きを確認しながらおこない、徐々に意識したり力を入れなくても「正しい立ち方」が楽にできるようにしましょう。

骨盤の前傾と後傾をチェック

骨盤は、上半身と下半身を結ぶ大事な関節です。骨盤の位置が正しくないと、腰痛などの症状を生むと同時に、下半身の機能低下や下半身のエネルギーを上半身に伝える、推進能力をも減退させます。骨盤の歪みは全身の歪みとなります。

骨盤が前に傾くことを前傾、後ろに傾くことを後傾といいます。

骨盤の前傾や後傾が起きてしまう理由としてもっとも多いのが、体の前後の筋肉の

バランスが悪いことです。

なかでも後ろ側の筋力や張力が弱く、背筋（僧帽《そうぼう》筋・広背《こうはい》筋・脊柱起立筋群）を支えるための筋肉が衰えていることで猫背になったり、骨盤後傾になっているケースが多く見られます。大腿四頭筋が硬い場合は、骨盤の前傾である反《そ》り腰を招きやすくなるため、太もものストレッチで柔らかくします。

骨盤が前傾していると膝が曲がりやすくなるため、注意しましょう。よく、姿勢をよくしようとして、背骨がS字に彎曲していることを意識し過ぎて胸を突き出し、腰のところが大きく反ってお尻が出ている人がいますが、これは骨盤が前傾した〝反り腰〟なので、注意します。

◆骨盤のチェックをする

骨盤の前傾・後傾を簡単に調べるには、壁を背にした状態で立ち、後頭部、お尻、かかとを壁にしっかりとつけて、壁と腰の隙間に手を入れ、①手のひらが1枚入るようなら正常、②にぎりこぶしが入るようなら前傾、③隙間が手のひらより狭い（もしくはない）場合は後傾です。

骨盤の前傾・後傾をチェックする

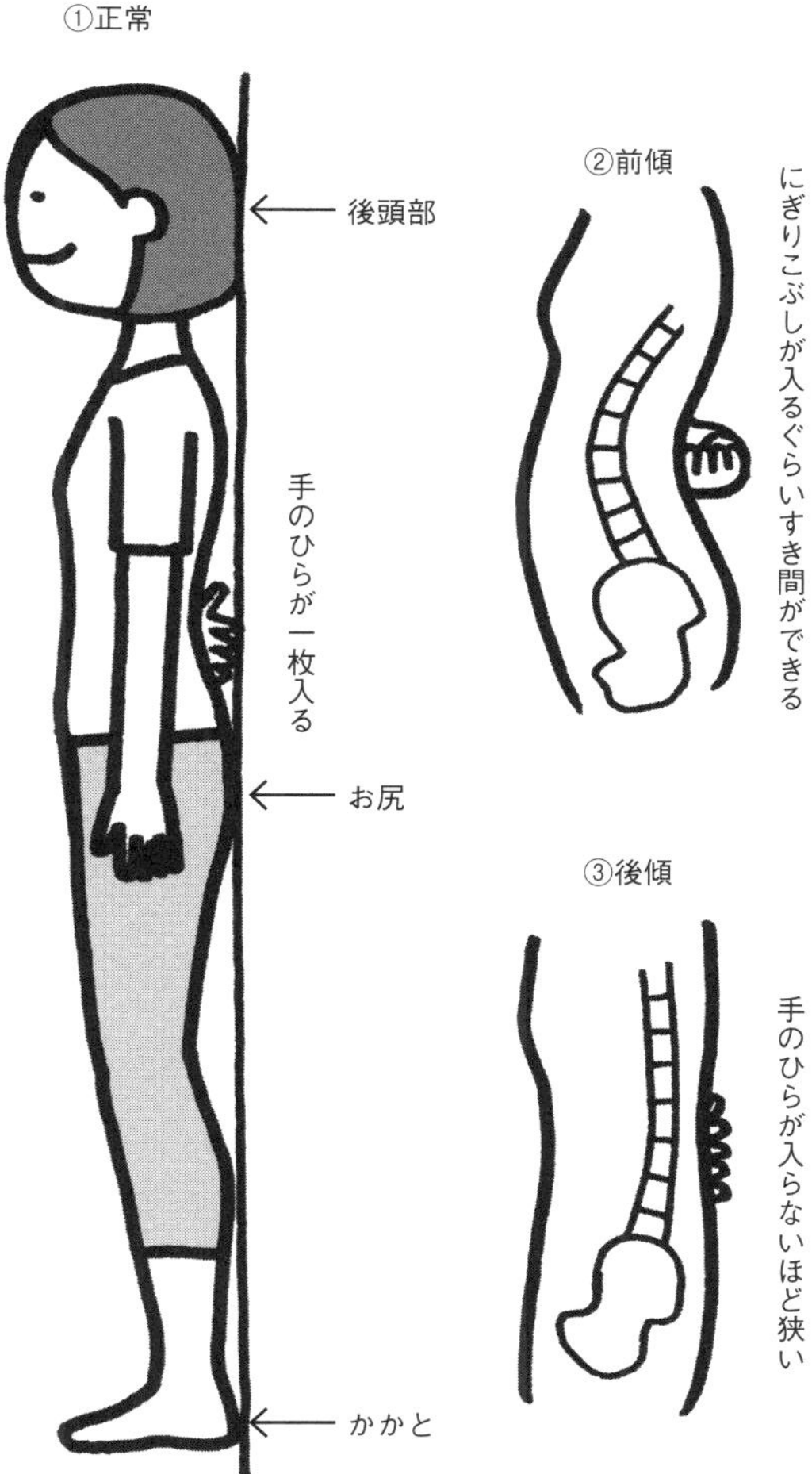
①正常
後頭部
手のひらが一枚入る
お尻
かかと
②前傾
にぎりこぶしが入るぐらいすき間ができる
③後傾
手のひらが入らないほど狭い

壁に後頭部、お尻、かかとをつけて立って、
壁と腰の間に手のひらを入れる

オフィスでの正しい座り方

オフィスでの仕事やレストランで食事をするとき、自宅のソファでくつろぐとき、あるいは和室で正座をするときなど、ひと口に「座り方」といってもシチュエーションによりさまざまな姿勢があります。

ここではオフィスなどで長時間座っていても疲れにくく、かつ見た目に美しい「正しい」座り方を紹介します。

正しい座り方

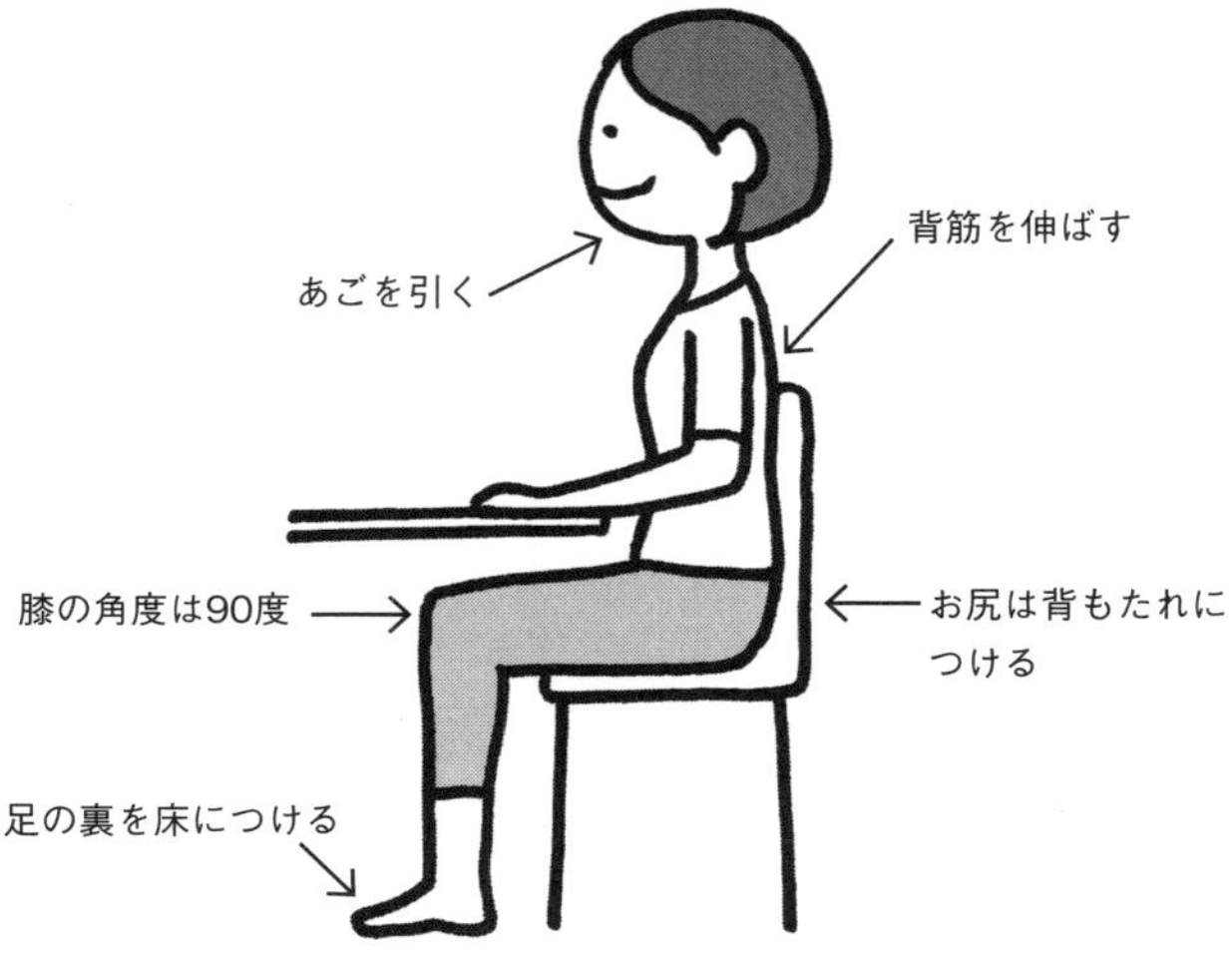
背筋を伸ばす
あごを引く
膝の角度は90度
お尻は背もたれにつける
足の裏を床につける

◆座るときの注意事項

①オフィスなどでモニターに向かったり、長時間同じ姿勢で座っていると、どうしても前かがみの姿勢、いわゆる〝猫背〟になりがちです。猫背の姿勢は肩が丸まって、背中や首の筋肉の緊張によるこりや、こりからくる頭痛の原因となったり、胸郭が十分にふくらむことができず、十分な酸素を取り込むことができないために呼吸が浅くなり、疲れやすくなります。

②人間は、自分の体重の８〜13％、約５kgといわれる重さの頭を体のいちばん上に抱え、首で支えています。しかも、首がまっすぐの状態なら首にかかる負担は５kgですが、猫背などで首が前に出れば出るほど、首にかかる負担は大きくなります。ときどき猫背になっていないか意識して、背筋を伸ばすようにしましょう。

③お尻を背もたれにつけることで、骨盤

猫背とは

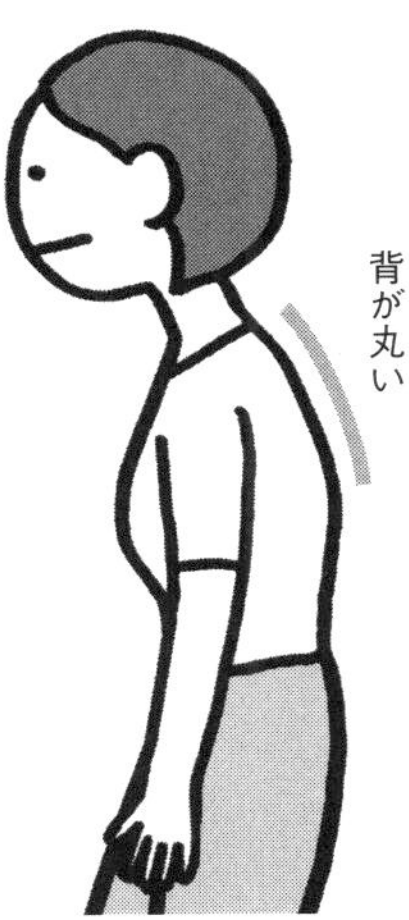

を形成する寛骨《かんこつ》のいちばん下にある坐骨の左右の先端がイスの座面にあたり、２点で上体を支える〝骨盤が立っている〟状態になります。骨盤の位置が決まれば背骨は自然に緩やかなS字を描き、背筋が伸びます。

仕事で長時間座る場合は、少し浅めに座るとよいでしょう。背もたれに頼らず、自分で背骨を立てるようにすると、腹筋や背筋が鍛えられて一石二鳥です。

実は、腰にもっとも負担をかけず、体を安定させやすい座り方は正座だといわれています。しかし、正座は膝への負担が大きく、下半身の血行が悪くなるなどの短所もあり、一長一短です。

④太ももが水平になり、膝が90度に曲がるように座ります。足を組むのは骨盤が歪むため厳禁です。

背が低く、両足が床に着かない場合は踏み台を置いて高さを合わせ、背の高い人の場合は、お尻が少し浮いた状態になるので、タオルなどを敷いて接点を増やしましょう。

⑤女性の場合、デスクワークなどで長時間机に向かうときは、できればヒールのある

靴を脱ぎ、足の裏が水平になるようにします。

正しい姿勢で座っていても、同じ姿勢を続けるのは難しく、同じ筋肉が緊張し続けることで血行が悪くなります。

長時間座るときは、ときどき席を立って体を動かしたり、簡単なストレッチで体をほぐすようにしましょう。

正しい姿勢やイスの座り方を日頃から実践していれば、多くの筋肉は柔軟性をもち、肩こり、腰痛などの症状を和らげるだけでなく、第1章で解説した、神経回路の修正も容易になり、本題の大腰筋ウォーキングもかなり楽にこなせると思います。

第3章

スポーツ科学にもとづいた
東大式「大腰筋ウォーキング」

ボディ・インナーマッスルが動ける体をつくる

間違った歩き方はトラブルの原因

日本陸上競技連盟の科学委員長として13年間、陸上競技選手の競技能力を向上させるためのトレーニングを研究しながら「スプリントトレーニングマシン」を開発した私は、トレーニングを続けるうちに大腰筋をはじめとするボディ・インナーマッスルの重要性に気づかされました。そして、千葉県柏市にある東京大学の柏IIキャンパスで「スプリントトレーニングマシン」に続く「認知動作型マシン」の開発・研究を重ねた結果、**速く走るためには脚の筋肉の強化ばかりでなく、脚と背骨を結ぶ大腰筋を強化すること、走り方を改善するためには「大腰筋を使った正しい歩き方」を身につけることが重要である、という結論に至ったのです。**

こうしてアスリートのために生まれた「コアストレッチ・ウォーキング」、およびそれを改良した「大腰筋ウォーキング」は、スポーツ科学にもとづいた新たなウォーキング方法として、確かな実績を残しています。しかしその反面、この歩き方の特徴でもあり、ポイントとなる「膝・腰同側型動作」や「みぞおちから脚がある」などいままでにない方法は、理論について理解できてもなかなか実感がつかみにくい、あるいはどうやって身につけたらいいのかわからない、という声も聞こえてきます。

ここではそうした部分にも触れ、「大腰筋ウォーキング」の基本となる、ボディ・インナーマッスルのはたらきについて知ってもらいたいと思います。

私たちは、日常生活において「歩く」ことを意識することはほとんどありません。それは、歩行運動は、脊髄にある「歩行中枢」のはたらきによって運動のリズムやパターンがつくられ、周期的に繰り返しているためです。

このことが明らかになったのは、脳と脊髄をつなぐ神経回路を切断した〝除脳ネコ〟が、脳からの指令経路を失っても歩行が可能であったという実験によるものです。歩行中枢にはCPG（central pattern generator・中枢パターン発生器）と呼ばれる神経回路が備わっているため、このようなことが可能となります。歩行中枢は中脳にも存在しています。

ぼんやりと考え事をしながら歩いたり、古くは二宮尊徳のように本を読みながら、最近ではスマートフォンを見ながらの〝ながら歩き〟ができるのも、この歩行中枢のおかげです。ただし、歩行の開始や歩行停止、方向転換、障害物回避といった場面では、大脳皮質からの指令を受けて随意的な運動をおこなうため、〝ながら歩き〟では障害物などを回避することができないのです。危険ですので、絶対におこなわないでください。このように、歩くという動作は人間にとってもっとも基本的な運動であり、あらゆるスポーツや身体運動に通じる重要な要素をもっています。

歩行とは、「正しい立ち方」の姿勢を保ちながら、骨盤を使って足を振り出すようにして前方に運び、かかとで着地する――。この動作をリズミカルに繰り返すことで移動することですが、街で道行く人を観察してみると、多くの人が「悪い歩き方」をしていることに驚かされます。

歩くという動作は、誰もが毎日、ほとんど意識することもなくおこなっている運動だけに、日々の積み重ねでほぼ全員に我流のクセがついてしまっているのです。背筋が曲がって、下方を向いて、脚を前に出すとき、膝が曲がったままの状態で着地する人や、かかとではなく足全体で着地する人もいれば、どちらかの足首が内側に倒れた形で地面をとらえている人など、クセもさまざまです。**歪んだ姿勢でクセのある悪い歩き方を続けていれば、体はさらに歪み、さまざまなトラブルの原因となります。**

「正しい立ち方」や「正しい座り方」、そして「正しい歩き方」を身につければ、体の負担が少なく、動きやすい体がつくれ、100歳まで健康でいられるのです。

悪い歩き方の特徴

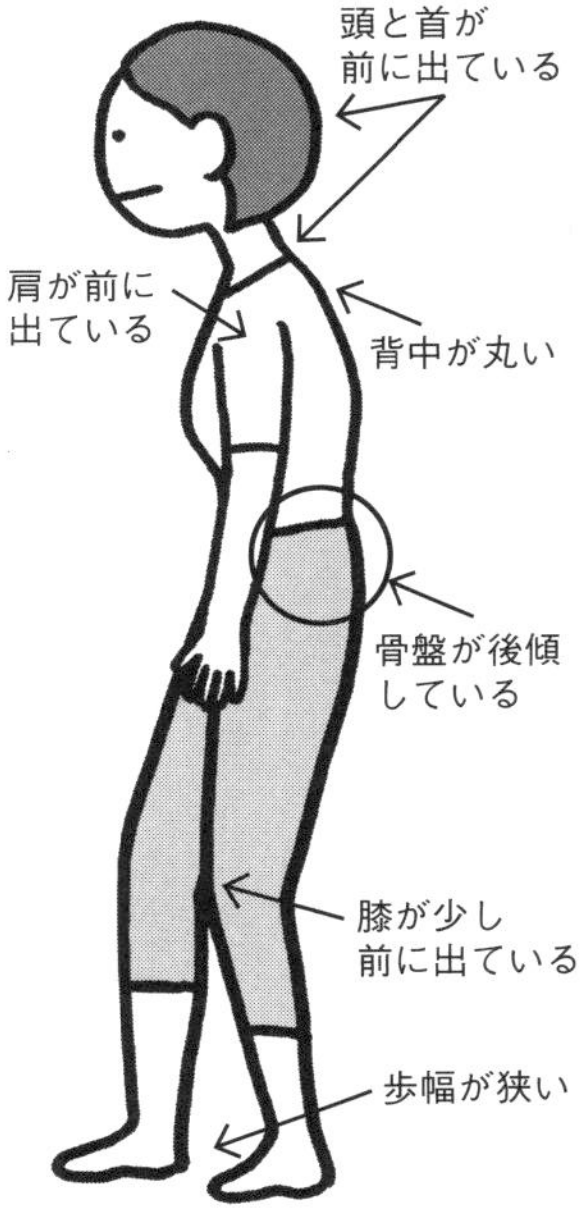
頭と首が
前に出ている
肩が前に
出ている
背中が丸い
骨盤が後傾
している
膝が少し
前に出ている
歩幅が狭い

歩行に大きな影響を与えるボディ・インナーマッスル

ボディ・インナーマッスルのなかでも、歩行の際に重要な役割を果たすのは、

①大腰筋（腰椎から大腿骨にまたがる）

②脊柱起立筋群（脊柱と骨盤をつなぐ）

③腸骨筋（腸骨から大腿骨に）

という3つの筋肉です。

骨盤を支える大腰筋

大腰筋は、腸骨筋とともに、「腸腰筋《ちょうようきん》」と呼ばれ、腹部の深いところに位置し、脊柱と骨盤、大腿骨という骨格の要を結

歩行に重要なボディ・インナーマッスル

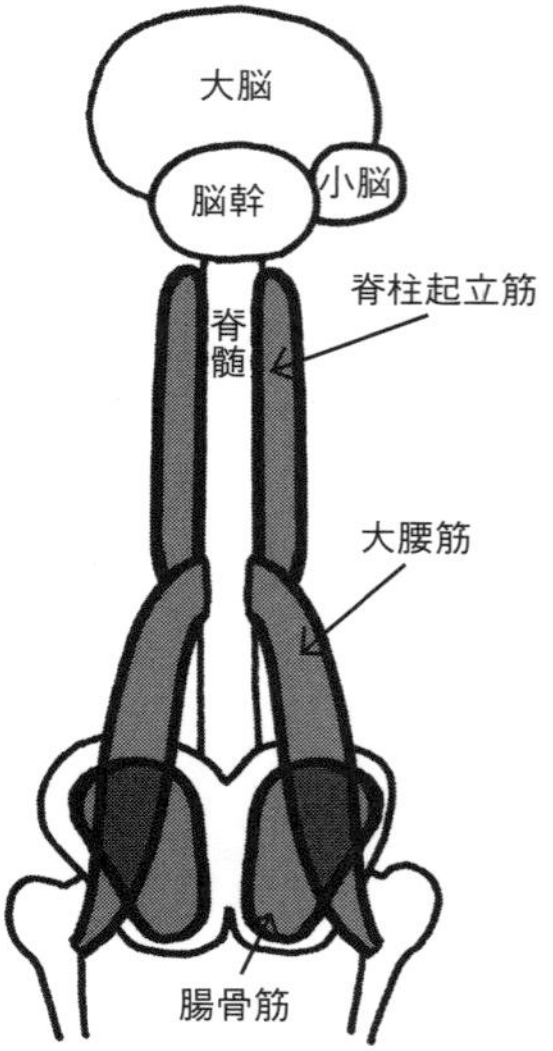

び、上半身と下半身をつないでいます。
人間の直立2足歩行を可能にした筋肉だといわれ、歩行の際に脚を引き上げたり、踏み出したりする、重要な役目を担っています。大腰筋が弱くなると姿勢がくずれ、しっかり歩くことができなくなってしまいます。大腰筋を強くすることは、ゆがんだ骨盤を正常の位置に戻し、姿勢をよくします。

たとえば、弓道で力いっぱいに張った弓を引くとき、弓を放った衝撃で体がブレないためにも、大腰筋がしっかり下半身を支えていることが必要ですし、優雅に舞う社交ダンスでも、大腰筋が強くな

大腰筋

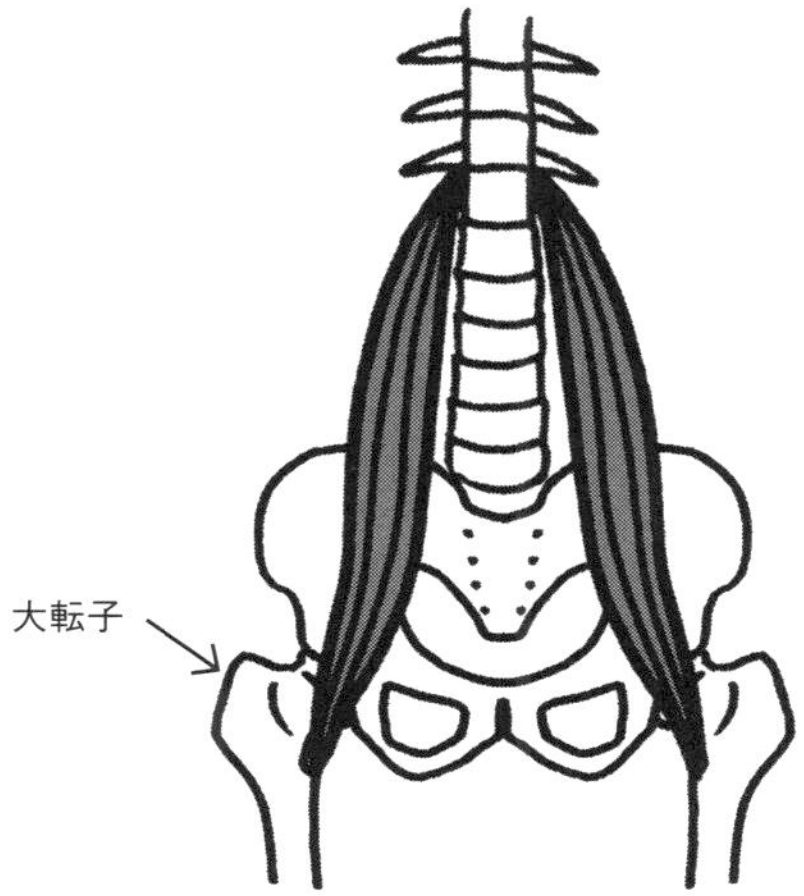

ければ美しく踊ることはできません。社交ダンスでは、片足を前に出すときに太ももから持ち上げますが、このとき、大腰筋を使わずものの表面にある大腿四頭筋だけで持ち上げようとすると、動きが硬く見えるだけでなく、片足でうまくバランスを保つことができないようです。

また、能や日本舞踊などで見られる、軽く膝を曲げて重心を落とし、右手と右足、左手と左足を同時に出しながら前方に移動する「すり足」では、腰を安定させて頭を上下させないためにも大腰筋がポイントとなるなど、美しく、思いどおりに体を動かすためには、しっかりと大腰筋をはたらかせることが大切です。

ボディ・インナーマッスルである大腰筋は体の奥にあってトレーニングをしてもその効果を目で確認することはできません。そこで、次の2つの「片足立ち」をして、大腰筋を〝体感〟してみましょう。

◆大腰筋を使わない片足立ち

①両脚を肩の内側くらいの幅に開いて立つ

②指先を腰の位置に構える

③腰の位置を安定させたまま、右の膝を太ももが水平近くになるまで上げる

④しばらくそのままの姿勢をキープする

どうでしょう？　少し経つと、脚が疲れてきてバランスを保てなくなったのではないでしょうか。

それでは今度は、大腰筋を使った片足立ちをしてみましょう。

片足立ちテスト（後ろから見たところ）

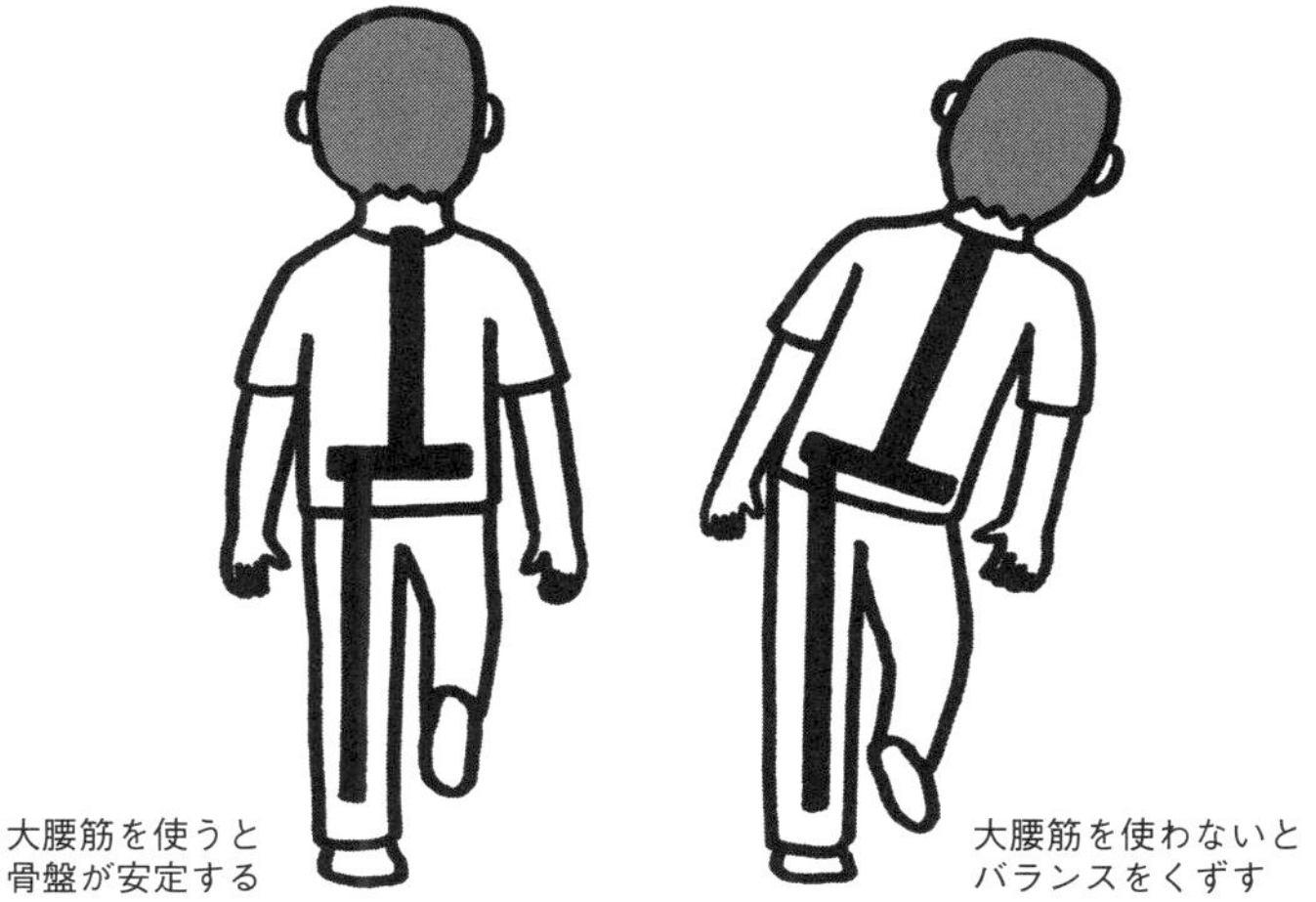
大腰筋を使うと
骨盤が安定する
大腰筋を使わないと
バランスをくずす

◆大腰筋を使った片足立ち

①～④は先ほどと同じ方法で、右の膝を太ももが水平になるまで上げる

⑤右側の腰骨を斜め上に、腰をひねるようにして引き上げ、腰高の姿勢をとる

大腰筋を使わない片足立ちより、ずっと安定した感じがしませんか？　**大腰筋をはたらかせると、軸足と体の中心が一直線になって大きな支柱となり、バランスが保ちやすくなります。**この方法はウォーキングの練習にもなるため、時間を見つけて挑戦してみてください。

大腰筋は体のバランスを保つ

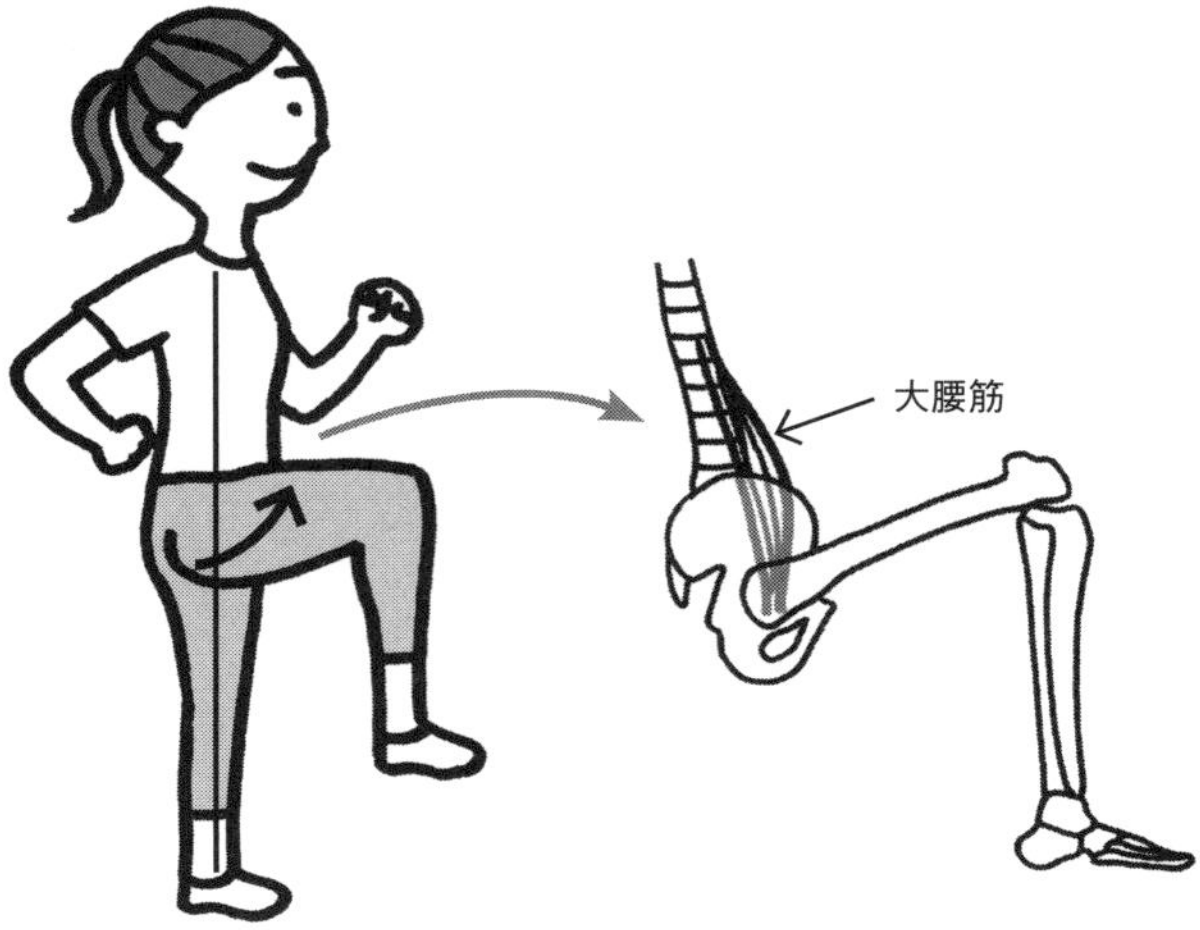

姿勢を保持する脊柱起立筋群

脊柱起立筋群とは、広背筋や僧帽筋という大きな筋の下層に位置し、背骨に沿って位置する筋肉です。大きく分けると外側の腸肋筋《ちょうろくきん》、中間内側の最長筋、もっとも内側の棘筋《きょくきん》から構成されます。

この筋群は非常に長いので、人が2足歩行で生活する以上、歩行・座位・立位などすべての動きにかかわっていますが、とくに**姿勢の保持に大きく貢献しています。**この筋が弱ると、姿勢保持が崩れ、猫背や反り腰になり、肩こり、腰痛などの体の不調をきたします。

また、体幹の側屈や回旋にもかかわり、上半身を倒した状態から、もとの位置に戻る運動の際にも作用します。

脊柱起立筋群

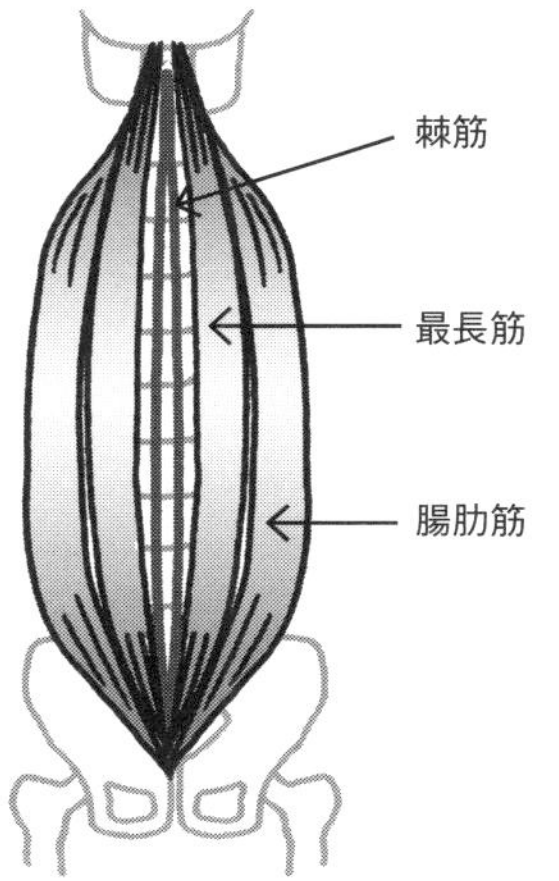

正しい立ち方を常に意識すれば、自然に脊柱起立筋群は脊柱の正しいカーブを保持し、コントロールすることで運動遂行能力を飛躍させ、歩行の歩幅も広くなってスピードがアップします。

股関節を屈曲する腸骨筋

腸骨筋は腸骨に付着する形でついているため、股関節の屈曲、外旋動作に関与し、ランニングや階段を登る、サーカーでボールを蹴るなど動作に大きく貢献します。

この筋肉が過度に硬いと骨盤が前傾してしまい、それに伴い腰部の前彎が高まります。このことにより腰椎の椎骨が前

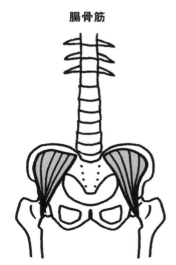

腸骨筋

方へとズレようとするので、これが原因で腰痛を発症することもあります。

骨盤を固定させる
もうひとつの重要な中殿筋

大腰筋ウォーキングで、意外にも重要なポイントとなるのがお尻の「中殿筋」です。

お尻には内側から小殿筋、中殿筋、大殿筋という3つの殿筋があり、なかでも重要な役割を果たしているのが「中殿筋」です。中殿筋には、大きく2つのはたらきがあります。ひとつは立ったり歩いたりしているときに骨盤を固定して、

中殿筋

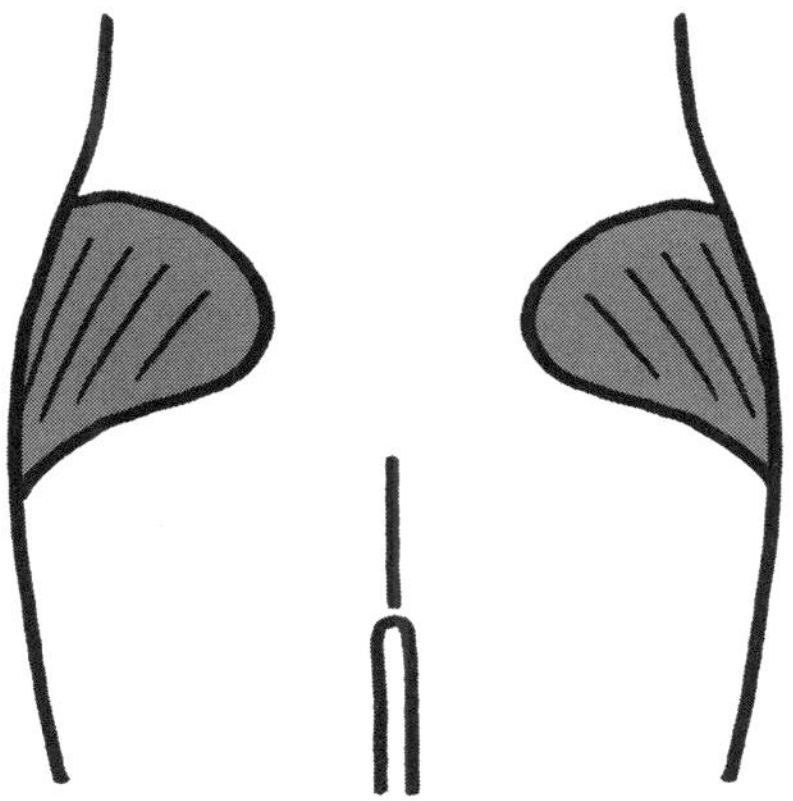

重心位置を保つ役割。もうひとつは股関節の外転（脚を外に開く動作）のときに中心となってはたらき、脚を外旋（膝を外に向ける動き）させたり、内旋（膝を内側に向ける動き）させる動作をサポートします。

大腰筋ウォーキングでは、バランスをくずさず安定して歩くためにも、この中殿筋を意識し、はたらかせることが大切です。そのためにも、自分の中殿筋を確認してみましょう。

まずは軽く何かにつかまりまっすぐに立って、片足を上げ、そのまま背伸びをしてください。このとき、軸足のお尻のところで、筋肉の収縮が感じられた部分が中殿筋です。わかりにくいときは、腰骨から指2本分くらい下のお尻に触れたまま、片足立ちしてみるとよいでしょう。

脚を上げたときにキュッと収縮して硬くなる筋肉が感じられるはずです。中殿筋が緊張することで、歩行中に脚を上げた側の骨盤がぐらぐらしないようにしているのです。そのため、中殿筋がうまくはたらかなくなると、歩行障害などを起こし、日常生活にも大きな影響が出てしまいます。

大腰筋ウォーキングでは、中殿筋を意識しながら骨盤を引き上げるようにして片足を前に出し、軸足側の骨盤を内側に押し込むようにひねって、骨盤に傾斜をつくります。そうすると、軸足側の脇の筋肉がストレッチされ、脇から骨盤までがまっすぐになります。そのまま脚と腰を前方にスライドさせると、床を擦《す》ることなく脚を前に下ろすことができるのです。

ヒップアップにも中殿筋が重要

また、加齢や運動不足による中殿筋の衰えは、「お尻が垂れてきた」「お尻にハリがなくなった」「お尻に贅肉《ぜいにく》がついた」といった体の変化を招きます。

格好《かっこう》よく外国人のお尻が上がっているというのは、骨格のせいでなくこの中殿筋が発達しているのです。ヒップアップした歩き方も、骨格の問題でなく、中殿筋が発達しているかどうかの違いです。

日本ではお尻のことを〝ヒップ〟と思っているようですが、**英語のHIPとはウエストの下、骨盤のあたりを指します。私たちがお尻と思っているところは〝ボトム(BOTTOM)〟というべきでしょう。**外国人のようにヒップが上がったきれいなお尻は万人が憧れるものです。よく、ヒップアップのためには「お尻の穴を引き締めなさい」といいますが、実際のヒップの位置にあるのは中殿筋という筋肉です。

お尻の穴を引き締めても中殿筋は鍛えられないため、〝的外れ〟のトレーニン

ヒップってどこ？

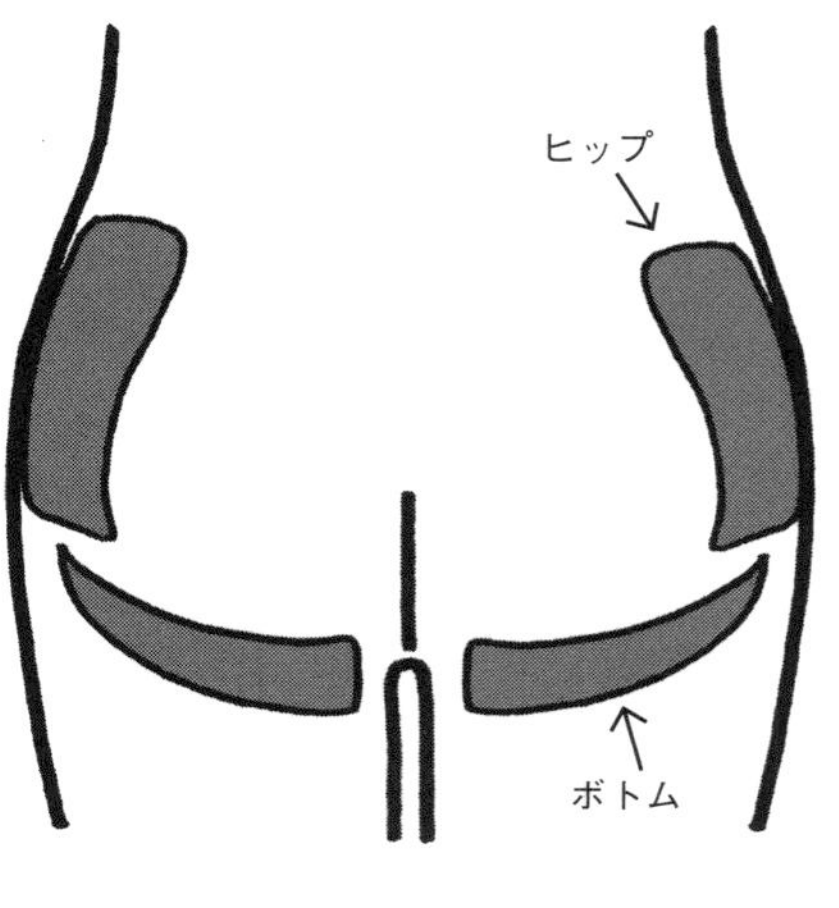

グといえます。

お尻の筋肉といえば大殿筋をイメージする人も多いでしょうが、中殿筋は歩行にとってだけでなく、**丸みを帯びたキレイなお尻をつくるためにも欠かせない筋肉です。**

大腰筋ウォーキングは中殿筋のトレーニングにもなるため、大腰筋ウォーキングで中殿筋をトレーニングして、加齢に負けない美しいヒップラインをめざしましょう。

お尻が上がっているのは中殿筋のはたらき

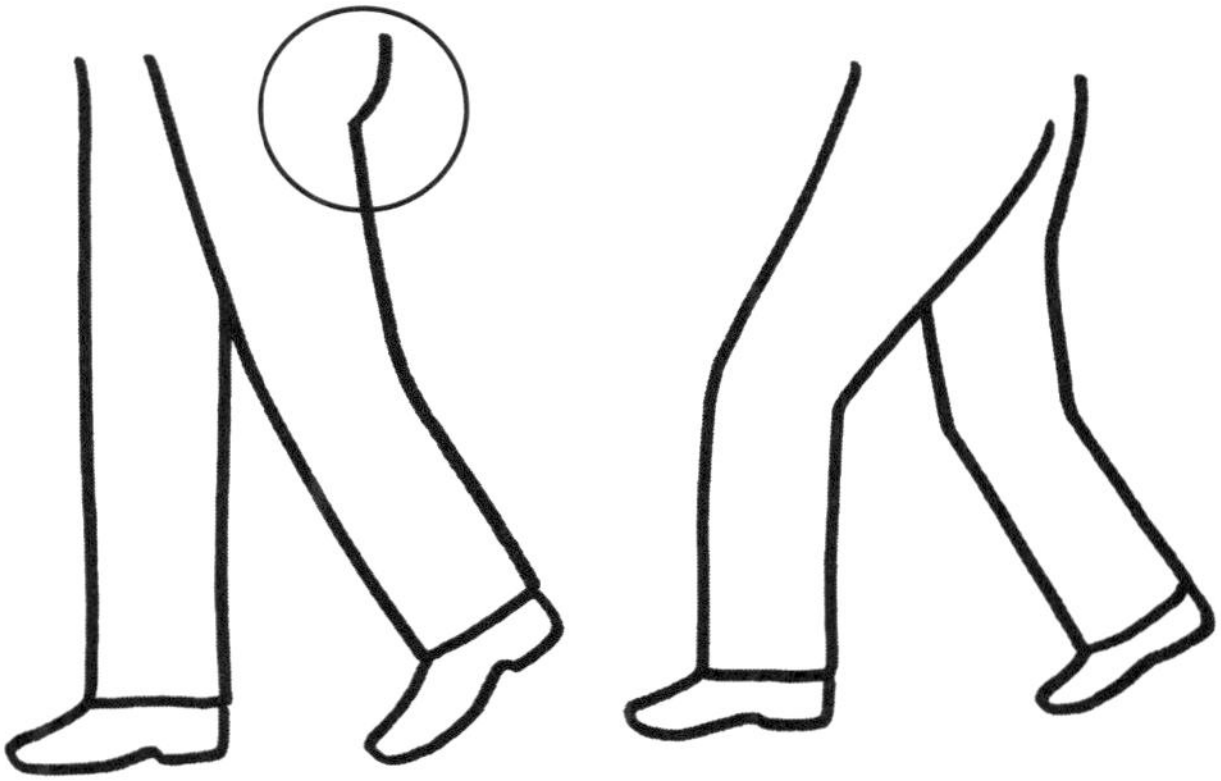

中殿筋が発達し、
ヒップアップした歩き方

中殿筋が衰え、
お尻が垂れた歩き方

第4章

これが東大式「大腰筋ウォーキング」の歩き方

大腰筋ウォーキングの感覚をつかむトレーニング

まずは自分の歩き方を知ろう

人それぞれにクセがある「歩き方」ですが、あなたはふだん自分がどんな歩き方をしているか、どんなクセがあるのか知っていますか？「正しい歩き方」を実践する前に、一度自分のふだんの歩き方を確認してみるとよいでしょう。

立ち姿のときと同じように、鏡の前でチェックするのもいいですが、できればスマートフォンなどの動画で録画しておくと、クセの確認だけでなく、「正しい歩き方」を実践した後の〝使用前・使用後〟がひと目でわかります。クセの修正は時間がかかり、完全に身につくまでは、できたと思ってもちょっと気を抜くともとに戻ってしまいます。そこで、定期的に動画を撮ってチェックするようにすると、モチベーションの維持にもつながります。

最初は、特別意識をせず、いつもどおり歩いてください。つぎに、次の点に注意して歩いてみましょう。歩いた後に、自分でできていると思った項目には、□にチェックをしてください。

□腰を伸ばし、胸を軽く張っている
□腕を軽く後ろに引き、自然に振っている
□腰が、足と一緒に前に出ている
□かかとで軽く着地、足首はあまり屈伸、伸展しない

実はこれが、「正しい歩き方」の基本です。右の項目すべてにチェックが入っているという人は、すでに「正しい歩き方」の基本ができている（はず）なので、大腰筋ウォーキングを正しくおこなうための準備運動に入ってください。おそらく、1ヵ月後、2ヵ月後にもう一度自分の歩き方を確認したとき、確実に歩き方が変化していることに気づくでしょう。

大腰筋ウォーキングの特徴、「膝・腰同側型動作」とは

大腰筋ウォーキングの特徴は「膝・腰同側型動作」を実践することです。

「膝・腰同側型動作」とは右足を出すときに右腰も一緒に出し、膝・腰同側型動作の神経支配を用いて腰も脚の一部とすることで、胸椎、腰、膝、くるぶしを結んだ線が直線となり、背中がわずかにひねられて、腰が前に出ていく動作です。

通常、私たちが歩くときは右足が前に出たときは左手、左足が前に出るときは右手が前に振り出されるというように、手と足を交差させるように動かして歩きます。

脊柱の歩行中枢や脳幹のCPG（中枢パターン発成器）によってコントロールされたこの動作を「斜対側《しゃたいそく》交差型動作」と呼びます。

これに対し、「右足と右手」「左足と左手」と、同側の手足を同時に出す動作は「同側型動作」と呼ばれ、このような歩き方を一般的には「**なんば歩き**」といいます。

なんば歩き

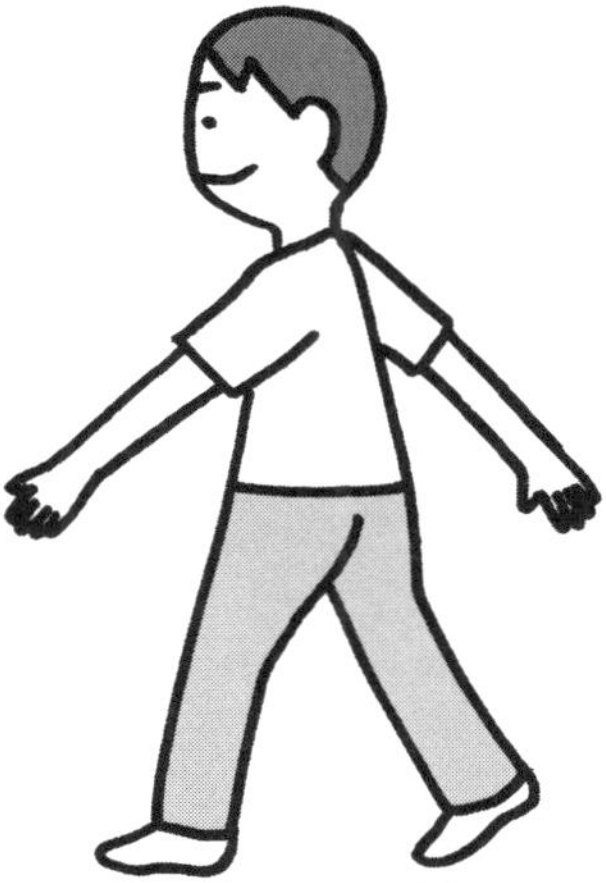

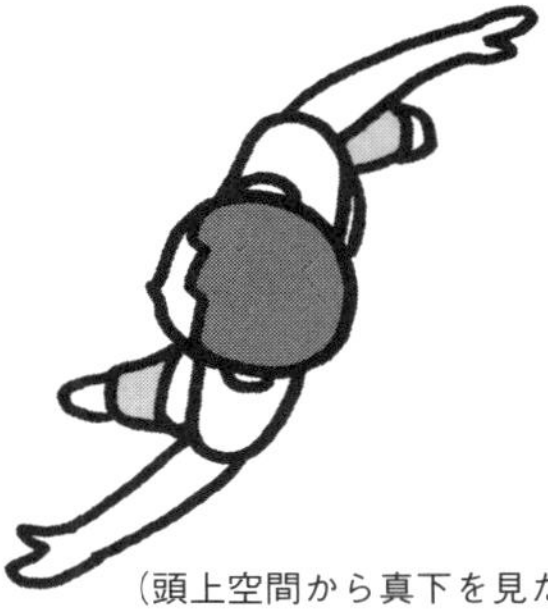

（頭上空間から真下を見た）

左足を出したとき、同じ左側の膝・腰・手が一緒に出る歩き方（同側型動作）

普通の歩き方

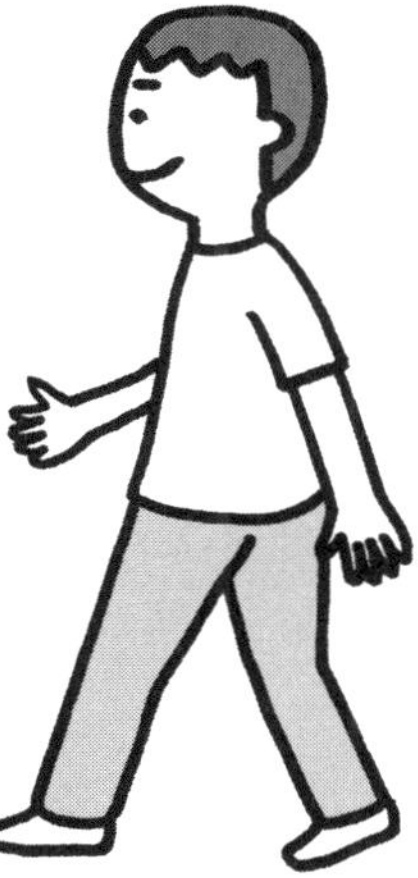

手と足が交差する歩き方（斜対側交差型動作）

明治に入るまで、日本ではこのなんば歩きが広くおこなわれ、能や歌舞伎などの伝統芸能で用いられる「すり足」や、浮世絵などに描かれている庶民や飛脚の動きなど、さまざまなところにこの同側型動作が見られます。

武道の世界では当然のように用いられてきましたが、不思議なことに、その存在はあまり意識化されてきませんでした。

慣れないと違和感のある歩き方ですが、**大腰筋ウォーキングでは、この同側型動作の動きを上手に取り入れることがカギとなります。**

「膝・腰同側型動作」のメリット

膝・腰同側型動作をおこなうことのメリットを、ボディ・インナーマッスルの視点から考えてみましょう。

私たちの体を支える脊柱は、頸椎、胸椎、腰椎、仙椎、尾椎で構成されています。

大腰筋は、5つの腰椎と、いちばん下の胸椎である第12胸椎から起こって骨盤の中を通過し、大腿骨の小転子（大腿骨上部下方にあるふくらんだ部分）に付着していま す。

脚（膝）を引き上げるとき、大腰筋をはたらかせると、太ももの筋肉をリラックスさせたままで上げることができ、大腿四頭筋を使って膝を引き上げるときと比べて、楽にできて疲れにくくなります。

ランニングでは、無理にもも上げをしなくても、ボディ・インナーマッスルをいかした走法をおこなうと、キックを終えた時点で脚が自然に体の深いところから前方に振り出される感覚で移動し、太ももが自然に上がることが知られています。

もちろんこれは、ランニングだけでなくウォーキングにもいえることです。そのため、**大腰筋を上手に使うことで、1時間でも2時間でも脚が疲れずに無理なく歩くことができるのです。**

さらに脚を前方に振り出して着地するとき、膝といっしょに腰を前方に移動する同側型動作であれば、**接地した瞬間に地面から受ける反動（ブレーキ）を少なくし、し**

かも自然と歩幅を大きくとることができます。また、腰ののり遅れが起きにくく、体重の移動がスムーズになることも、大きな利点のひとつです。

大腰筋ウォーキングが生まれるきっかけともなったスプリントトレーニングマシンでは、「膝・腰同側型動作」を基本とした動作の身体バランス感覚がトレーニングされ、パフォーマンスの向上を導いています。**ボディ・インナーマッスルを有効活用するには、「同側動作型」神経支配を用いるのがよい、というのが私の持論です。**

武道のなかの同側型動作

一般に、「斜対側交差型動作」をもとにした動きが大半を占める西洋型スポーツに対し、武道ではなんば歩きに代表されるような同側型動作にもとづく動きが重要な位置を占めています。

たとえば、剣道においても同側型と斜対側交差型の動作が混在しています。剣道では、右足を前に出した構えのときは腰が正面を向いていることがふつうですが、大きく一歩踏み出すときは、右足とともに右腰を前に進めることで、力強い踏み込みを生み出します。右腰を右足とともに前方へ進めることで、左腰は後に残った形で後ろ足の強いキック力を生み出すのです。剣道の指導では、腰を正面に向けたまま一歩踏み出すことを教えていることが多いのですが、腰も一緒に踏み出すことが有効です。

合気道では同側型動作の「片手取り呼吸投げ」という技があります。手首をつかんできた相手を前方へ投げ飛ばす技で、手首をつかまれた人（投げる人）は、相手の右前側

合気道の同側型動作の技

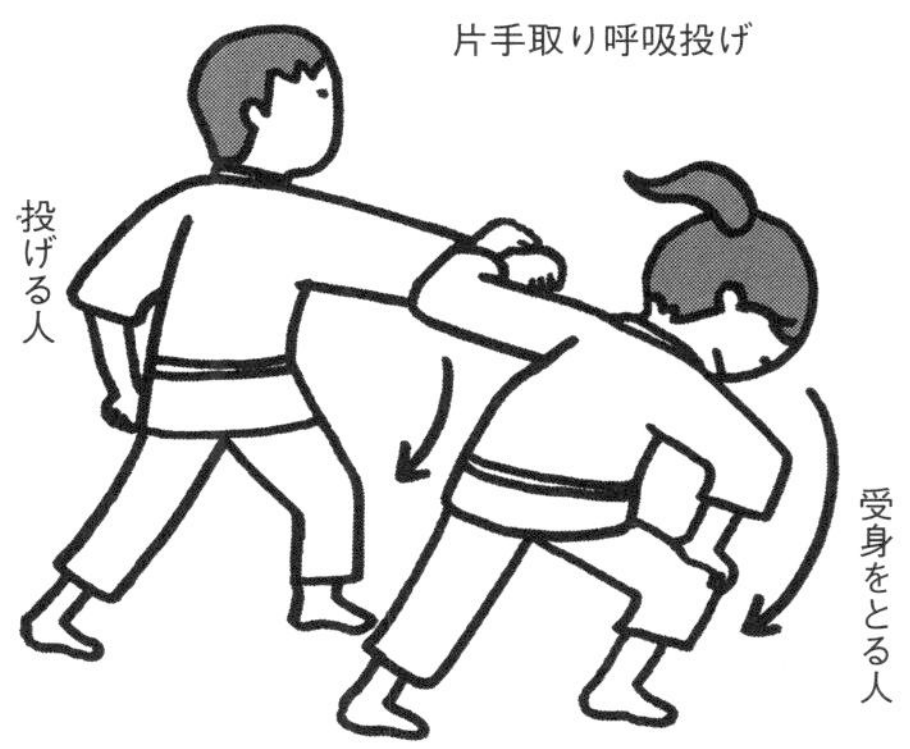

右足を踏み出し、右腰を前方位置に構える

に右足を踏み出し、右腰を前方位置に構えた同側型動作で、右手で円弧を描きながら相手の足元をすくうように投げる、というものです。このとき、投げられた相手は、自由な右手と右足を前方に出して「前回り受け身」の姿勢をとります。

なんば歩きのトレーニング

一般的に大腰筋ウォーキングが難しいと感じられるのは、歩行中枢やCPGなどの存在によって斜対側交差型の神経支配に強くコントロールされ、この〝しばり〟を解くのが難しいためでしょう。同

なんば歩きの練習法

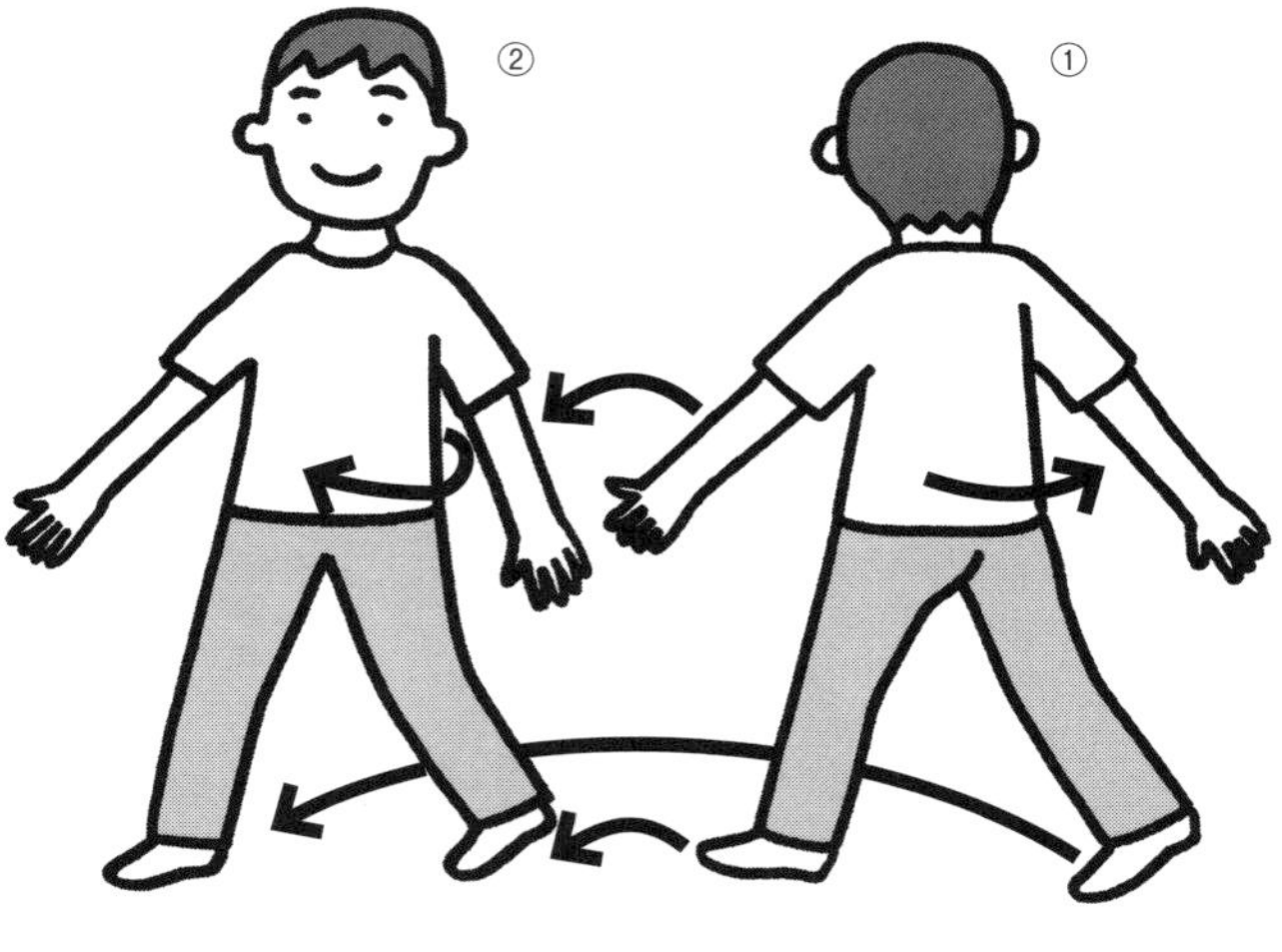

側型動作の簡単トレーニング方法は、次のとおりです。

練習を重ねれば、同側型動作の回路を身につけられ、運動に対する神経支配体制に変化が生まれ、新しい運動能力の可能性が開かれます。

① 壁などに正面に向かって立ち、左足に体重をのせ時計と反対回りに、右足、右手を同時に動かし、壁に背を向けた姿勢をとります。② 次に右足に体重をのせ時計回りに左足と左手を動かし、また壁に向かいます。この動作をゆっくり続け、横に進んでいきます。次第に滑らかにできるようにします。このトレーニングで同側型動作の意識を身につけます。

①②の動作が違和感なくできたら、まっすぐ正面を向いて、なんばの歩きに挑戦します。

肩〜腰〜膝のタテのラインを意識してください。

大腰筋ウォーキングを体験しよう

なんば歩きで手の振りを逆にしたのが大腰筋ウォーキングです。階段下りや坂道登りでは自然に、大腰筋ウォーキングが体験できます。

①階段を下るときは、膝腰を同時に下ろします。骨盤を斜め下方に傾けて、着地と同時に逆側の骨盤を斜めに向けます。

②坂道を登るとき、膝を前に出すときは腰も一緒に進めます（膝・腰同側型動作）。肩甲骨を後方に滑らすように腕を自然に振り、わき腰をひねります。

大腰筋ウォーキングを体験する

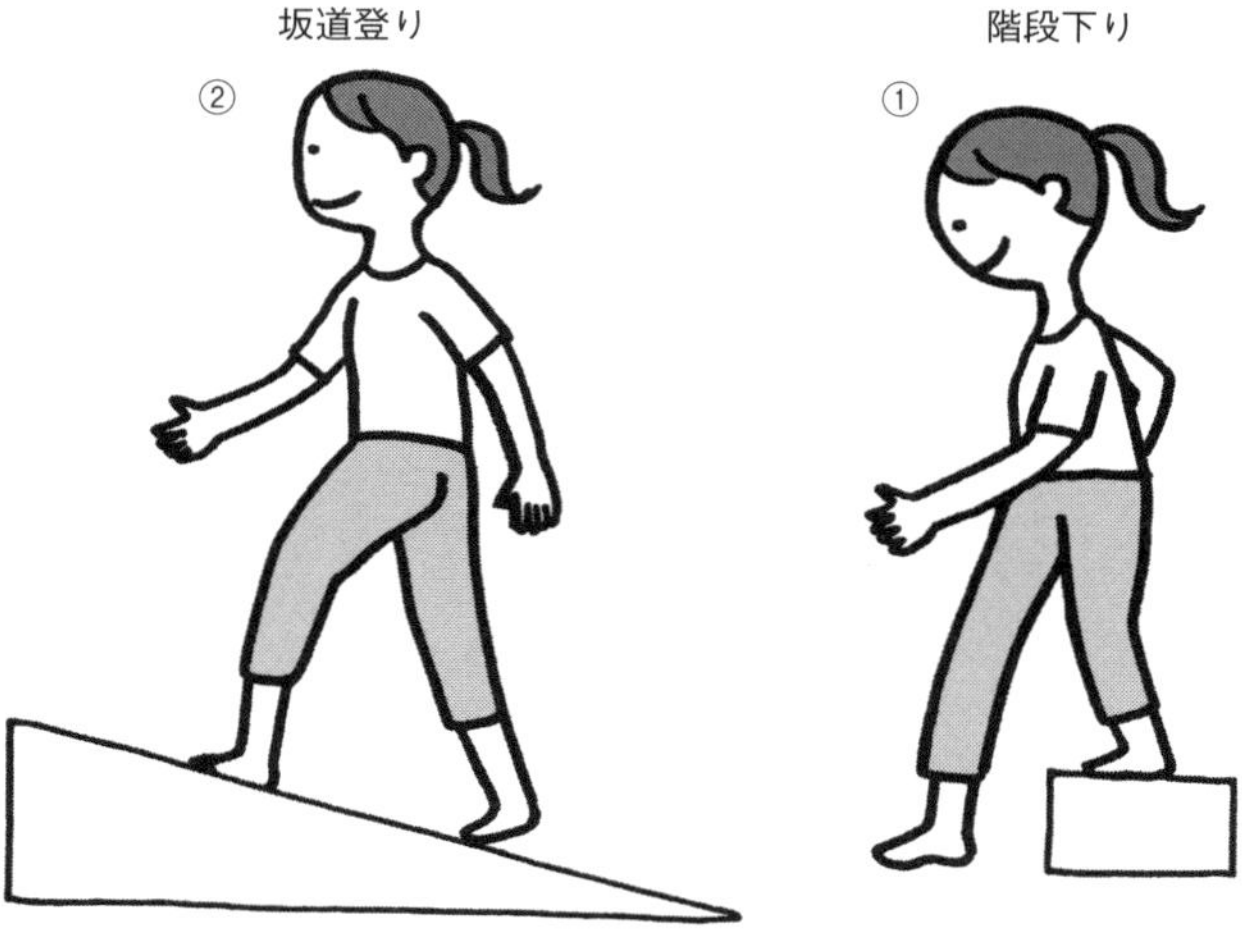

競歩の歩き方がヒント

大腰筋ウォーキングは、競歩の選手の技術改善のために考えられた「コアストレッチ・ウォーキング」という歩き方を基盤としています。「コア」は体幹の〝芯〟を意味し、体幹の筋群がひねり動作によって引き伸ばされることから「コアストレッチ」と呼ばれます。

競歩は、一定距離をできるだけ短時間で歩くことを競う競技ですが、歩く際に左右いづれかの足が、地面についていること、前脚は重心通過時にまっすぐ伸びていなければならないことが前提です。

脚を伸展させた状態で頭の上下動を少なくして、いかに重心を後方から前方へ移動させるかが、もっとも重要な部分で、このことを実現させるために、競歩では遊脚側の骨盤位置を低くし、支持脚側の大転子が高くなるように骨盤を傾けています。このことによって、遊脚側の足裏が、地面すれすれの状態で移動しています。

大腰筋ウォーキングでは、競歩の動きとは逆に、遊脚側の骨盤の位置を高くして、支持脚側の腰を伸ばすようにします。

この動きは、認知動作型のトレーニングマシンを使うことでその感覚がわかるのですが、**骨盤の柔らかい動き、大腰筋、脊柱起立筋群、中殿筋のはたらきが重要となってくるのです。**

競歩の歩き方

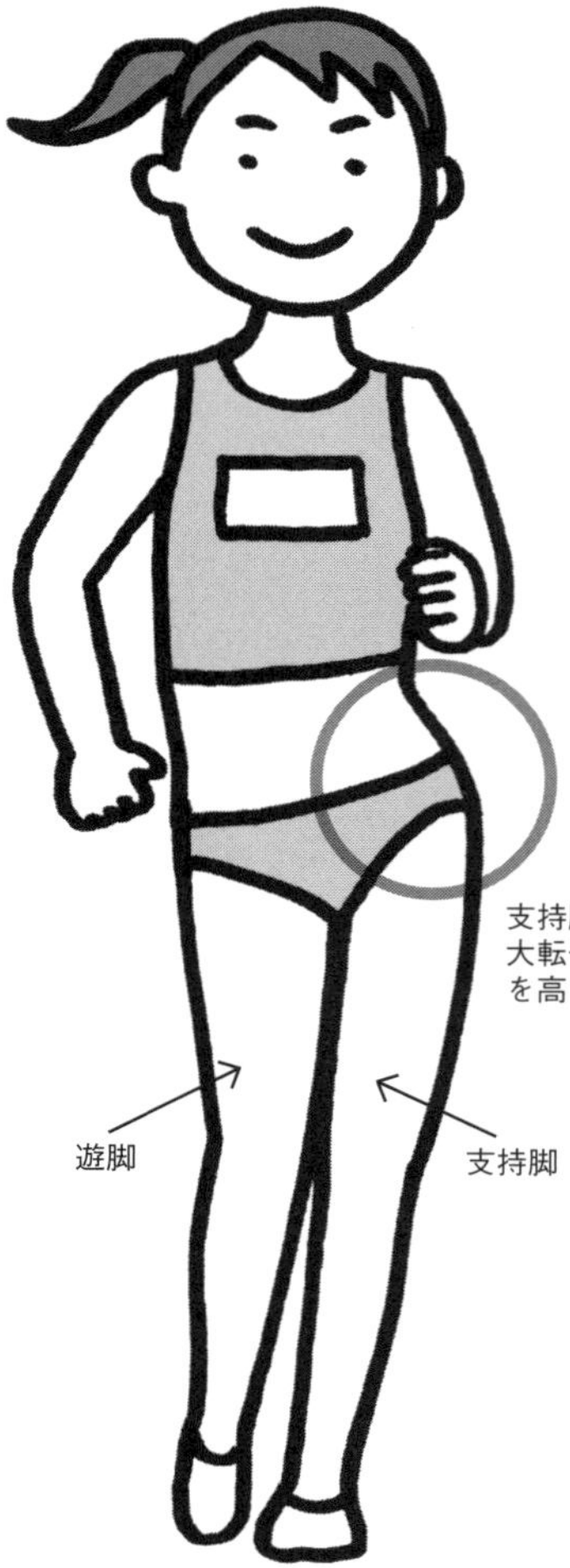

これまでとは違う〝東大式大腰筋ウォーキング〟

脚はみぞおちから

大腰筋ウォーキングで難しいといわれるのが、「みぞおちから脚が出る」という感覚です。

従来の歩き方では、脚の動きを大転子（股関節の横に位置する、大腿骨の外側のでっぱり）を回転運動の軸とした振り子運動としてとらえていました。

しかし、通常の歩き方や健康維持のための歩き方よりも体により負担が少なく、安定した動作をもたらす大腰筋ウォーキングでは、**通常、腕振りに伴って腰の高さでおこなわれる体のひねりが、膝・腰同側型動作でみぞおちの高さでおこなわれることになります。**

そこで、これまでとは発想を変えて、脚の振り子運動の回転軸の中心が胸椎12番（みぞおち）の高さにあるものと考えます。

この意識の変化によって振り子の半径が長くなり、動きをより大きくすることができて、楽に体を動かせるようになるというのが、この「みぞおちから脚が出る」ということなのです。

当然、骨盤の横幅を歩幅にいかすので、歩幅も大きくなり、半径が長いぶんだけスウィングの円弧も大きくなります。骨盤のスムーズな動きの中で体重を移動させることができるようになります。

脚はみぞおちから

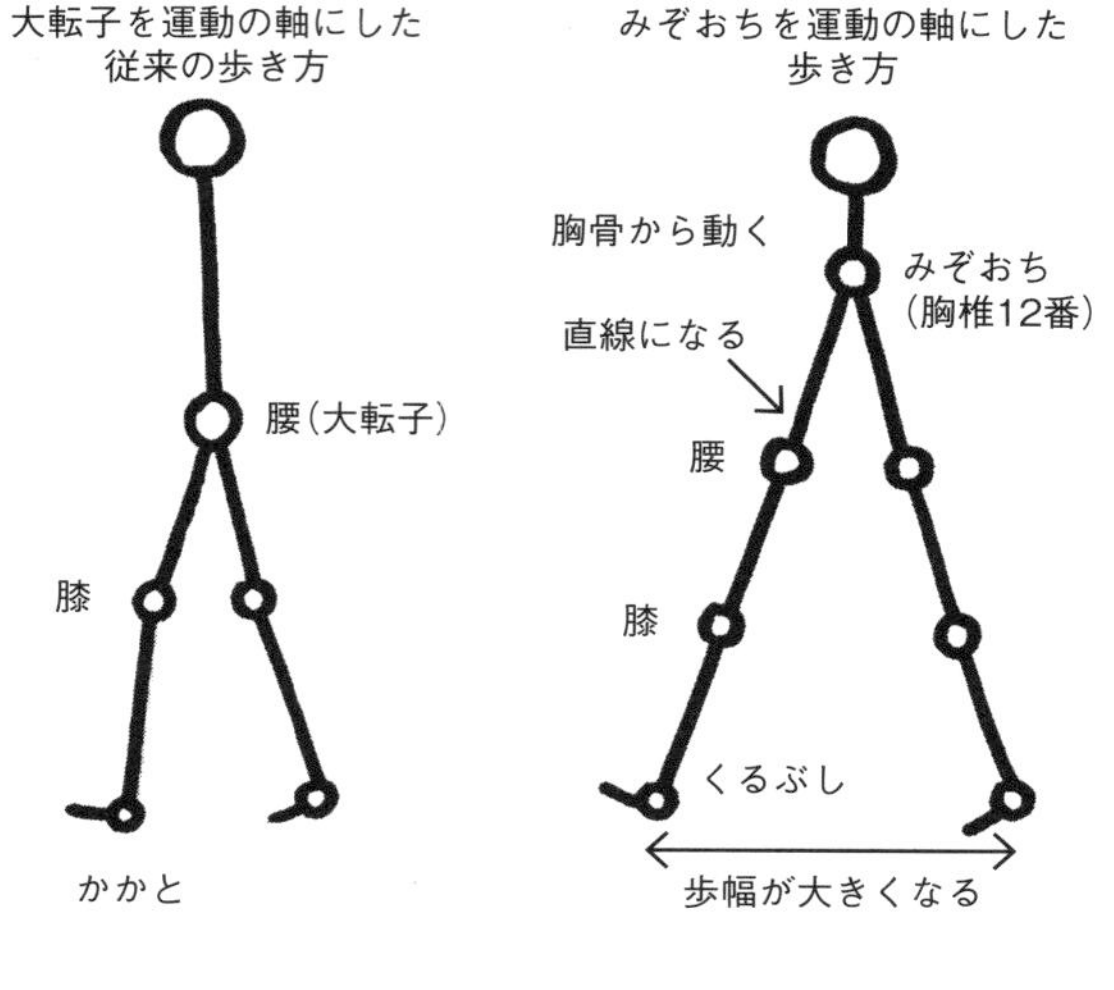
大転子を運動の軸にした従来の歩き方
腰（大転子）
膝
かかと
みぞおちを運動の軸にした歩き方
胸骨から動く
みぞおち（胸椎12番）
直線になる
腰
膝
くるぶし
歩幅が大きくなる

また、**円弧が大きいということは、足をかなり前方に下ろして大股になっても、重心移動がスムーズで、後足で蹴ることなく体が自然と前に進むのです。**

もともと解剖学的には腰椎よりも胸椎のほうが運動範囲が大きく、とくに胸椎の下の2つ、11番と12番の骨は、ついている肋骨が浮遊肋《ふゆうろく》で胸骨に達していないために非常に高い自由度をもつ椎骨です。いわゆる〝腰をひねる〟ときも、ほとんど動かない腰椎に代わって実際に動いているのは、実はこの2つの胸椎ですし、大腰筋が始まるのも胸椎12番の骨か

みぞおちを回転軸とする歩き方

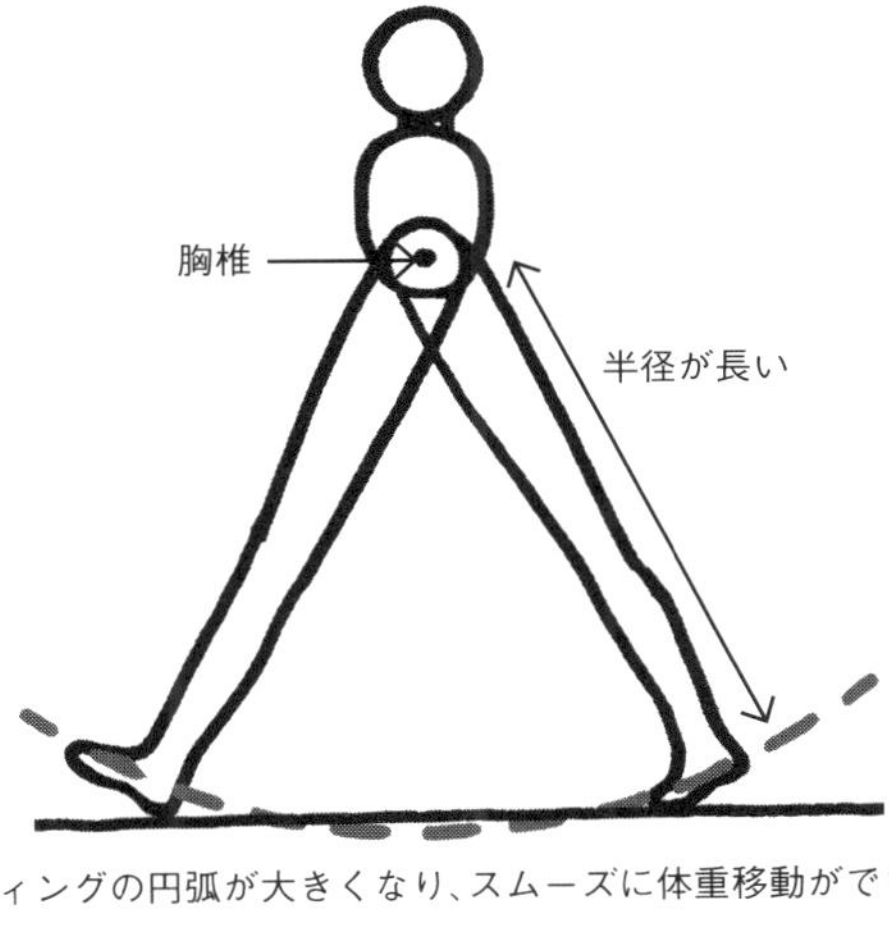

スウィングの円弧が大きくなり、スムーズに体重移動ができる。

らです。
ちょうど12番の骨がある位置がみぞおちにあたるため、みぞおちが上半身と下半身を分ける境界線ともなっているのです。
大腰筋ウォーキングで腰をひねったときに動きの起点となる胸椎12番を振り子運動の中心とすることで、振り子の半径は大転子を起点とした場合よりも長くなります。

みぞおちを振り子運動の回転軸の中心ととらえることは、膝と腰を一体化して動かすこと、すなわち「膝・腰同側型動作」で歩くことになります。

「みぞおちから脚を出す」ことで、胸椎、腰、膝、くるぶしを結んだ直線上に、膝と腰を一緒にのせて着地することが可能になるのです。

歩くときは骨盤を気持ち上に上げるようにして腰をひねり、みぞおちを意識しながら遊脚側の腰がやや斜め前方に押し出されるような感じで脚を前に出すよう心がけましょう。

◆「みぞおちから脚を出す」感覚をつかむ（次ページイラスト参照）

①みぞおちの前で腕を組み、左右に振る

みぞおちを意識するために、みぞおちの前（おなかの上方部中央にある窪んだ部位）で、肘が軽く曲がる感じで両手を組みます。

②そのまま腕を左右に振る

その場に立ったまま、手を組んだ腕を左右に水平に振ります。肩甲骨がぐっと動くくらい、大きく振ってください。腰はひねらず、腕だけを回しましょう。こうすることで、動きの起点となっているみぞおちを意識できるはずです。

次に、みぞおちを意識しながら歩いてみましょう。みぞおちに脚のつけ根があり、そこから脚が振り出されていることを想像しながら、いままでより脚が長くなったような気持ちで歩きます。胸を張って、みぞおち、腰（骨盤）、脚の順番で体が前進していく意識の流れを体感しましょう。

みぞおちを意識する運動

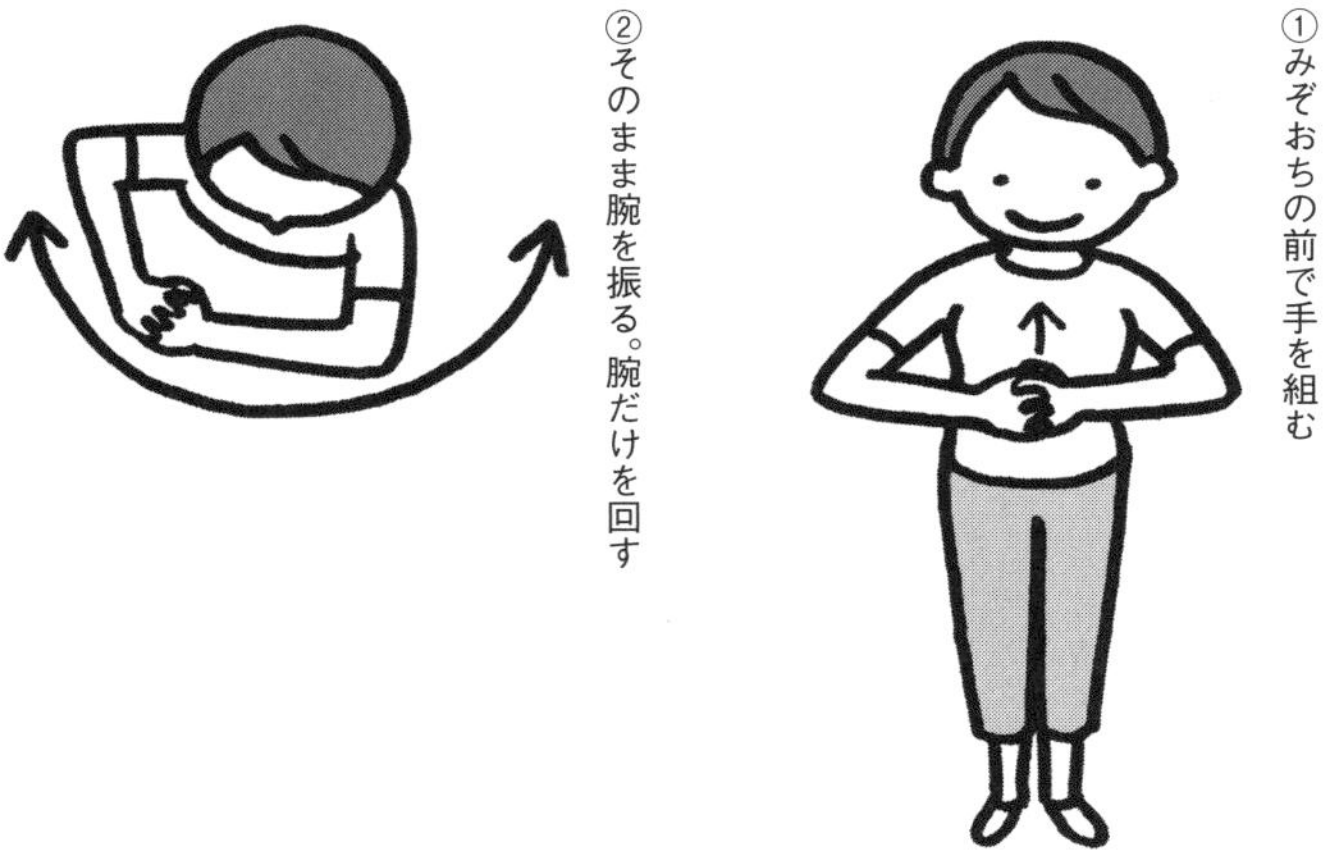

①みぞおちの前で手を組む
②そのまま腕を振る。腕だけを回す

〝腰をひねった〟歩き方

「大腰筋ウォーキング」では、大腰筋を使って膝と腰を同じ方向に動かす（膝・腰同側型動作）ことが、大きなポイントになります。

遊脚側の骨盤を引き上げるようにして片足を前に出し、軸足側の骨盤をネジを回すように内側に押し込んで（骨盤を∞型に回転させる）、骨盤に傾斜をつくります。そうすると、軸足の脇の筋肉がストレッチされ、脇から骨盤までがまっすぐになります。

大腰筋を使った歩きは、脊柱起立筋群

腰をひねった歩き方とは!

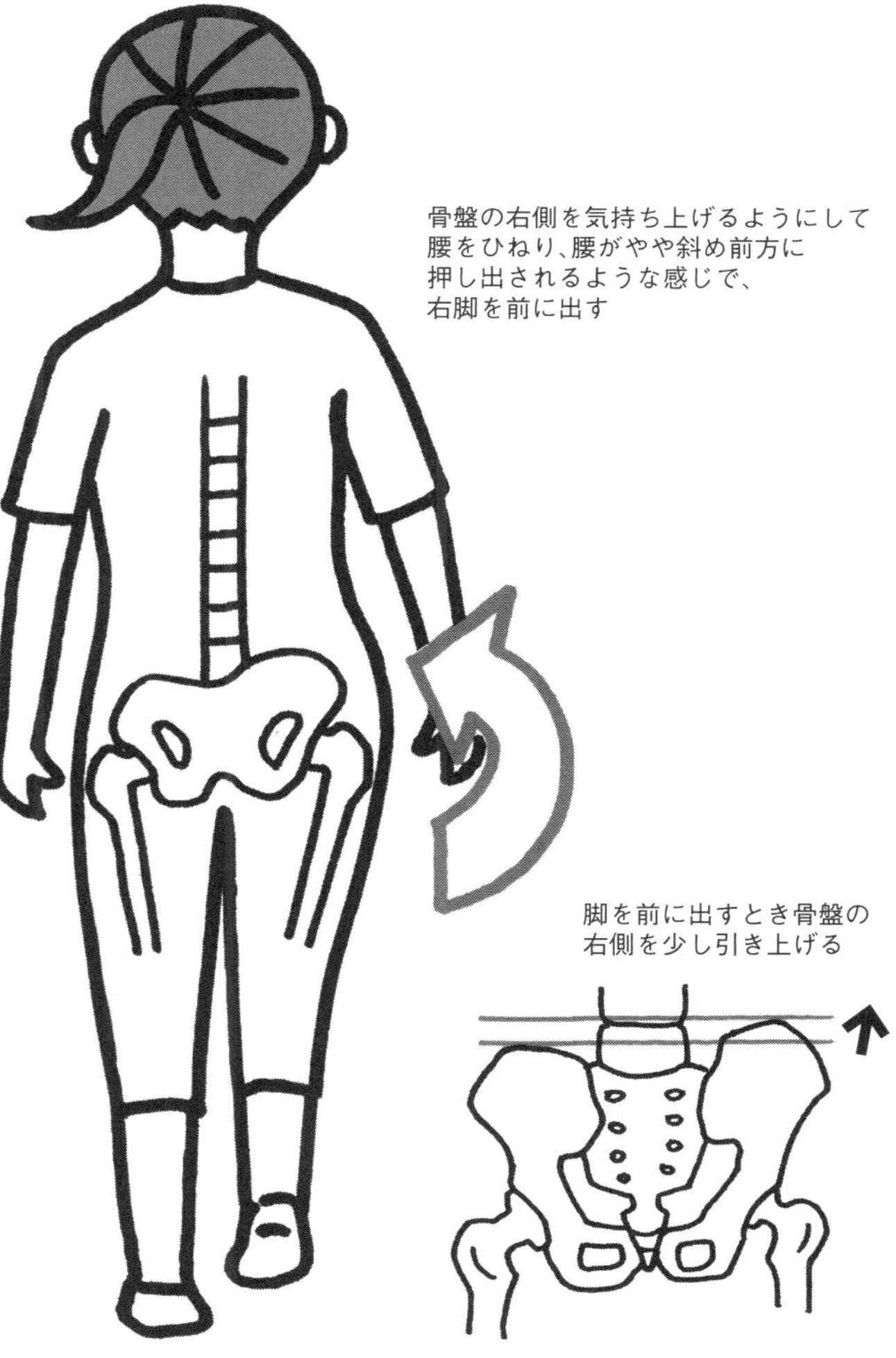
骨盤の右側を気持ち上げるようにして
腰をひねり、腰がやや斜め前方に
押し出されるような感じで、
右脚を前に出す
脚を前に出すとき骨盤の
右側を少し引き上げる

などの体幹の深部にある筋肉も鍛えることになり、大きな力を使わなくても脚が楽に前に出るようになります。

腰の位置も上がって脚の運動の開始の位置が上がり、みぞおちのあたりから脚を前に下ろすことができるようになることで歩幅も拡がり、力強い歩きをすることができるようになります。

ただし、無理に腰をひねる必要はありません。競歩のように極端な動きはありませんので、外見上はあまりわかりません。

大切なのは、①体のひねりで支持脚、腰、体幹が直線となって体軸が安定すること、そして、②左右にバランスよく同じくらい骨盤をひねることができることです。

こうした基本を上手にトレーニングすることで、ウォーキングだけでなく、スポーツ全般の技術が驚くほど向上します。**腰だけを回転させると、おかしな腰つきになってしまうため、腰・脚を一体として動かすことが肝要です。**

ほとんどの人は歩くとき、腰の回転をあまり使わず脚だけを大きく動かした「脚歩き」をしています。これを正しい歩き方に修正することで、いままでつながっていなかった回路をつなぎ、意識的にボディ・インナーマッスルを鍛えることができるようになります。

人間の動きのなかで、ひねりの動作が上手に組み合わされた動きは、〝質の高い〟美しい動きになります。高齢になればなるほど、生活の中でひねりの動作が徐々に減り、屈曲・伸展といった単純な動作が主体となって、動きにも優雅さが失われていく傾向があります。

大腰筋ウォーキングでは、脚を踏み出したときに胸、腰、膝、くるぶしが一直線に並ぶので、体重が膝だけにかかる危険を防ぎ、負担を柔らげます。さらに、大腰筋には本来、姿勢を保つ役割があるため、体を安定させる力も増し、歩行時につまずくこともなくなります。

大腰筋の力が強ければ、脚力の衰えを感じる年齢になってもその衰えをカバーし

大腰筋ウォーキングと普通の歩き方の腰(骨盤)の動きの比較
(頭上空間から真下を見た)

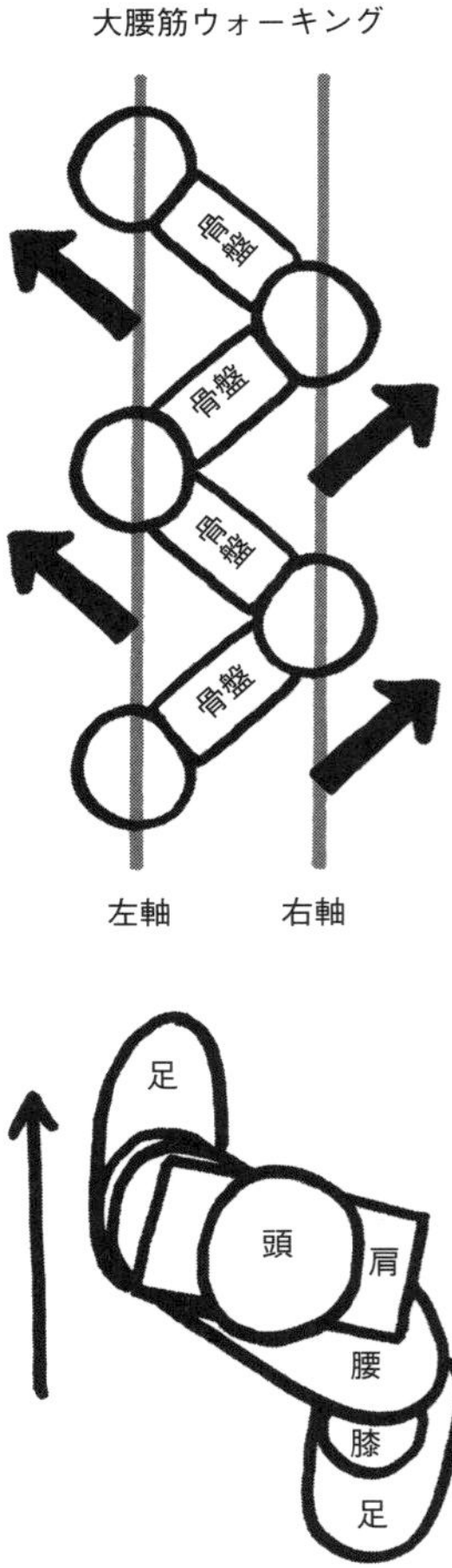

腰をひねり、胸・腰・膝・くるぶしが
一直線になる、同側型動作の歩き方

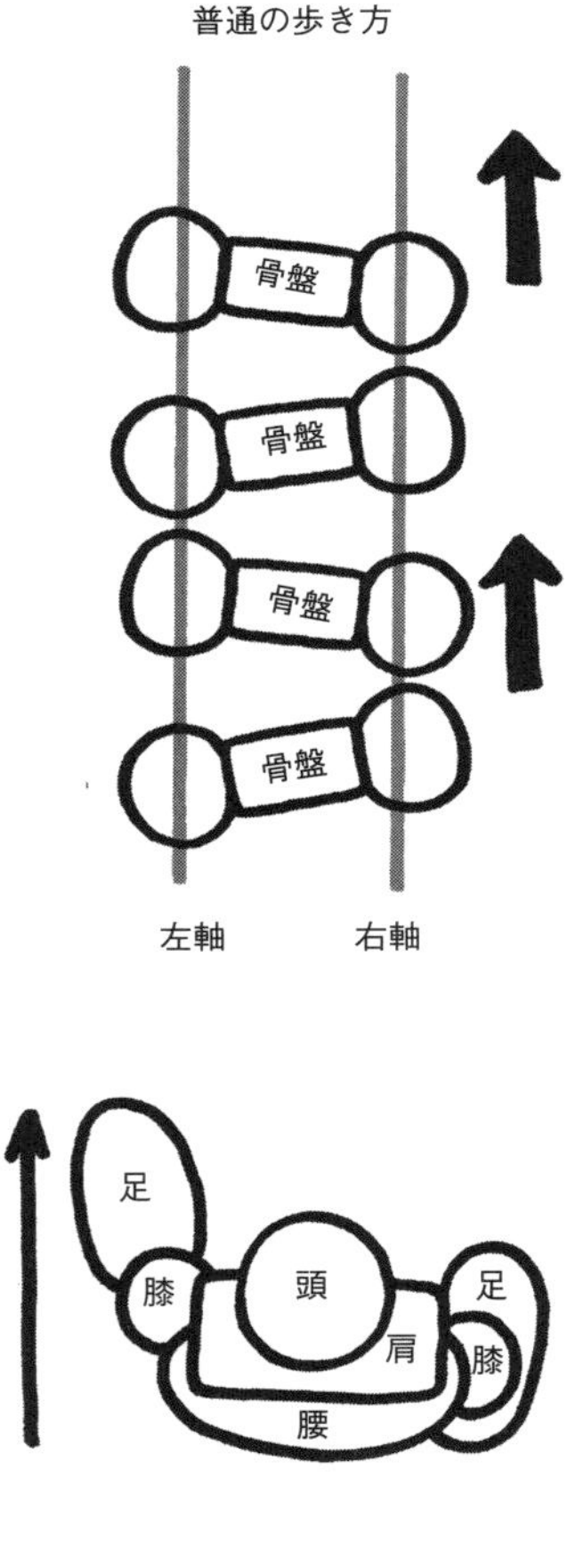

腰をひねらず、横に保って
脚だけで進む普通の歩き方

て、若々しく過ごすことができるのです。

大腰筋ウォーキングのポイント

①胸骨を意識したなんば歩きで、手の振りは反対

最初に姿勢を整えます。正しい立ち方を再度思い出して、背筋を伸ばし、胸を張って、肩の位置を高めにするように意識します。

ただし、背筋を伸ばし〝胸を張る〟と、肩が後ろに入り腰も反って威張ったような姿勢になってしまいます。胸の中央にある「胸骨《きょうこつ》」を押し出すような感じを意識しましょう。胸から歩き出す感覚で体の重心を前方へ移動させます。

膝・腰同側型動作が大腰筋ウォーキングの大きな特徴ですが、**実際の歩きでは手は斜対側交差型動作、つまり、体の動きとは反対の普通の振りになります。**膝・腰・体側が前に出るとき、手は後ろに振られます。

②前脚に重心を移動

踏み出した足に腰をのせ、体の重心を移動させます。できるだけ頭が上下しないよう、前に出した膝の上に同じ側の腰をスーっとのせる感じです。重心が移動し自然に体は前進します。膝は伸ばしたまま、足裏全体で体を支えます。体軸が進行方向の前脚に完全に移動します。足首の角度は、直立姿勢時の角度をなるべく保つようにします。

③腕は自然に振り、かかとから着地する

前脚に重心を完全に移動する②

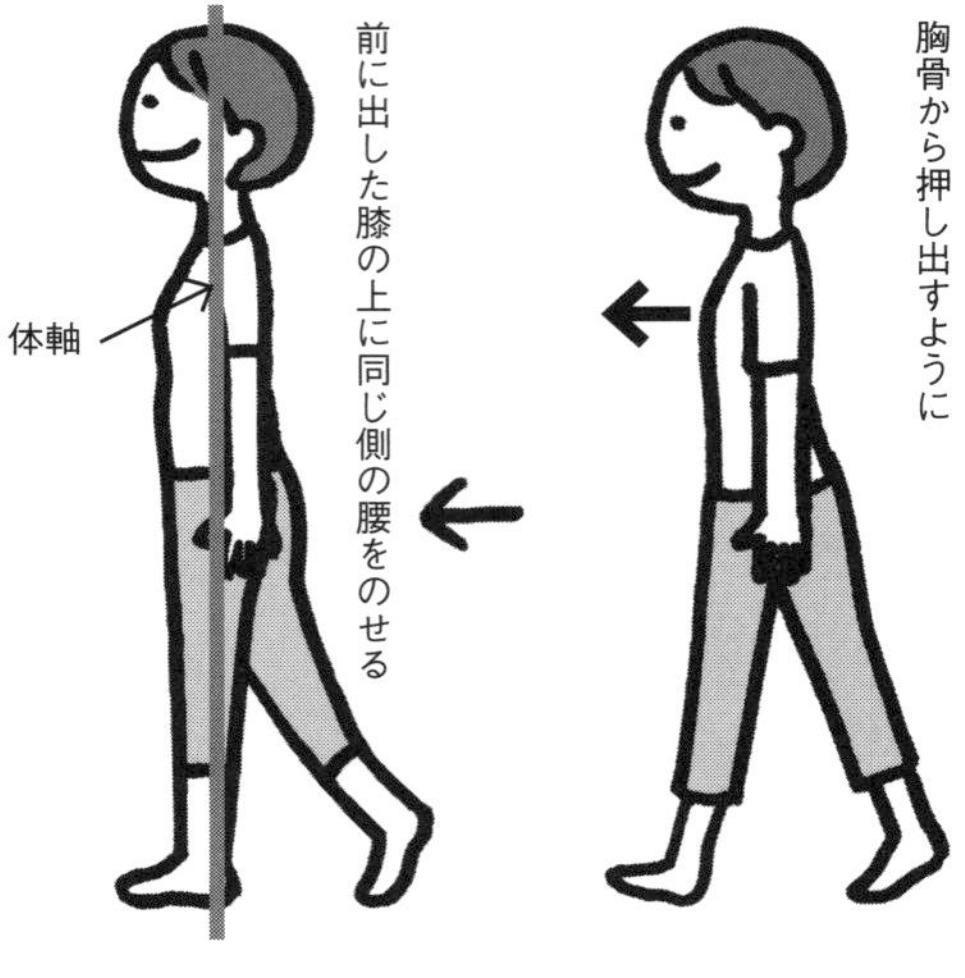

胸骨から押し出すように
前に出した膝の上に同じ側の腰をのせる
体軸

腕は肘を直角に曲げ、前後ともに同じように力を入れて振りがちですが、腕のトレーニングではないのでそんなに無理をする必要はありません。自然に下ろしたまま、軽く体の動きに合わせます。

振り出した脚は膝を伸ばしてかかとから着地します。あまり、踵骨《しょうこつ》の先端で強く着地すると、膝を傷めますのでかかとのちょっと外側あたりで着くといいでしょう。

④後ろ足でキックしない

後ろ足の親指のつけ根（母指球）を意識して、地面を押すだけで足裏の接地点

歩行中の足首の角度はほぼ一定に

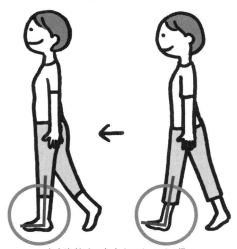

直立姿勢時の角度をできるだけ保つ

がかかとから滑らかに前方にローリングすると、重心が移動し自然に体は前進し、後ろ足と腰が前にきます。**後ろ足を引き寄せるときに、つま先で強くキックして反動をつける必要はありません。**

⑤歩くラインに注意

歩くときは「1本の線の上を歩きなさい」という人がいますが、これは非常に不安定な歩きです。ランウェイを歩くモデルのように特別な場合はともかく、**足跡が1本の線の左右にまっすぐ並ぶような歩き方が基本です。**

腰を回転させるためにまっすぐ歩いて

動き方のポイント④

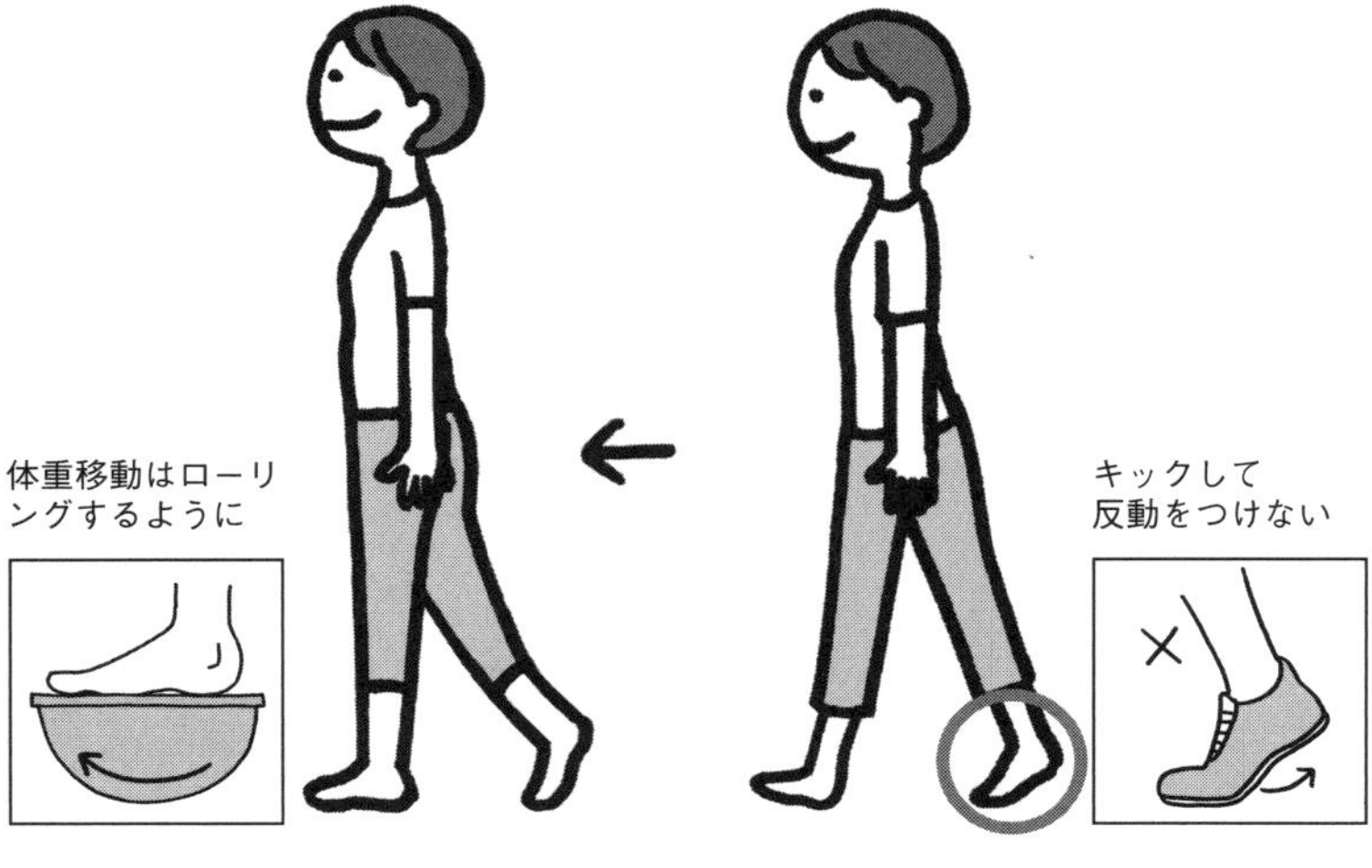
体重移動はローリングするように
キックして反動をつけない
×

もつま先が少し内に入るような感じになりがちですが、これを修正して足先はまっすぐ向けます。

⑥自分のリズムで歩く

大腰筋ウォーキングで歩くようになると、脚がみぞおちからはじまっているので、歩幅（ストライド）は自然に広がり、歩くスピードも次第にアップします。いままでと同じピッチ（動きのリズム）で歩いていても、歩幅が広くなったぶん、歩く距離も長くなりますし、腰から歩くことで、あまり努力をしなくても速く、大きく歩けるようになるので、運動量もアップします。

歩くライン⑤

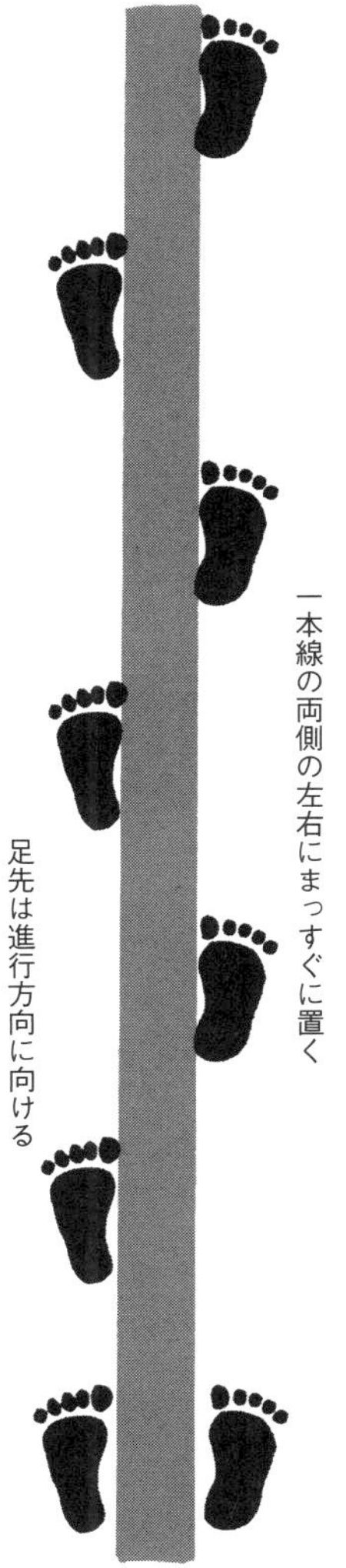
一本線の両側の左右にまっすぐに置く
足先は進行方向に向ける

大腰筋ウォーキングの正しいフォーム

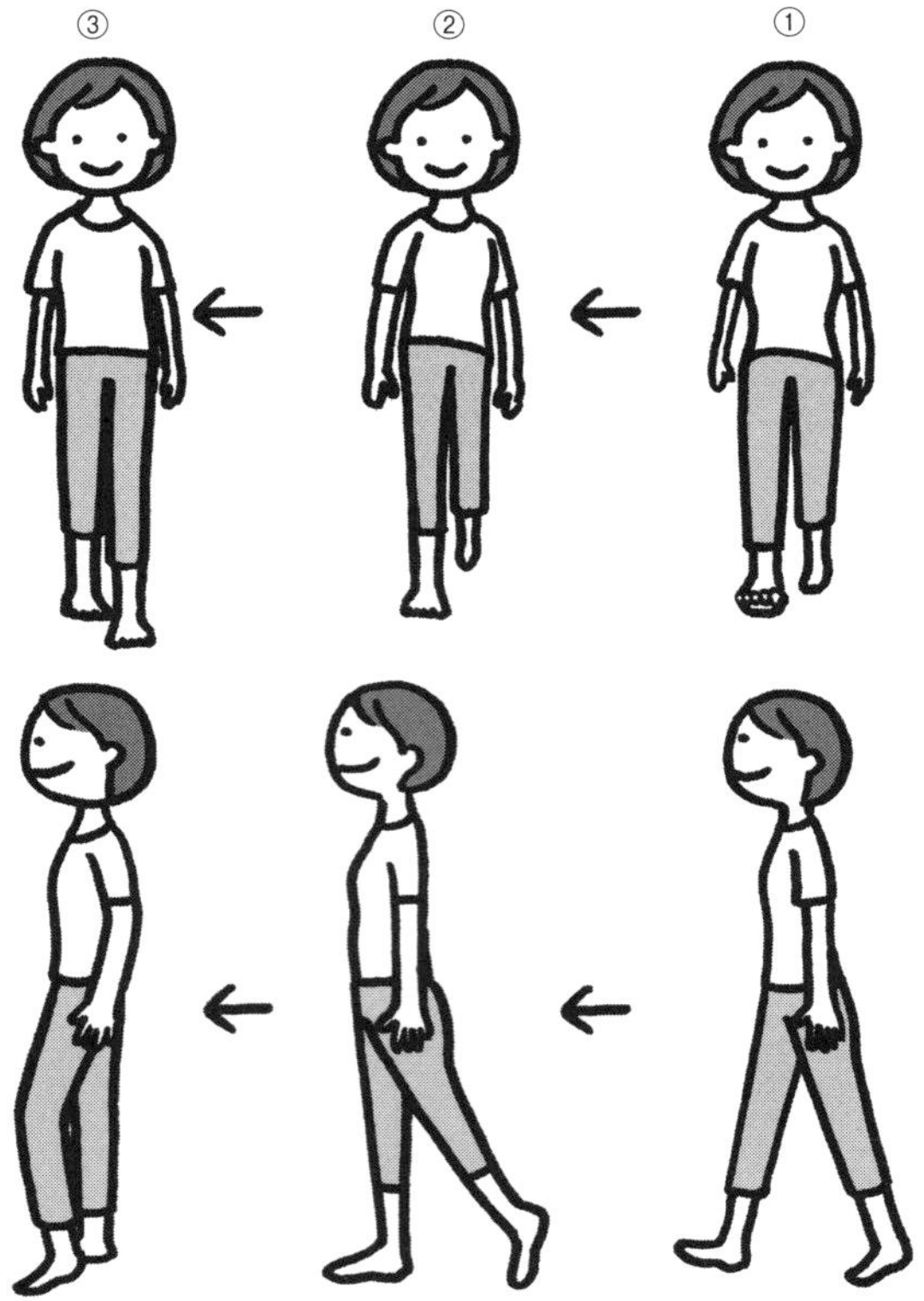

①右側の胸・腰・膝・くるぶしが一直線になる。後ろ脚で地面を蹴り出さないで、脚はみぞおちからを意識して、前進する。
②右腰を回転(∞型)させ、大腰筋をはたらかせ骨盤を引き上げるように前に出し、体軸を右脚に移動させる。
③左脚を大腰筋をはらかせて寄せる。
④⑤は反対の左側脚で①②と同じ動作を繰り返す。

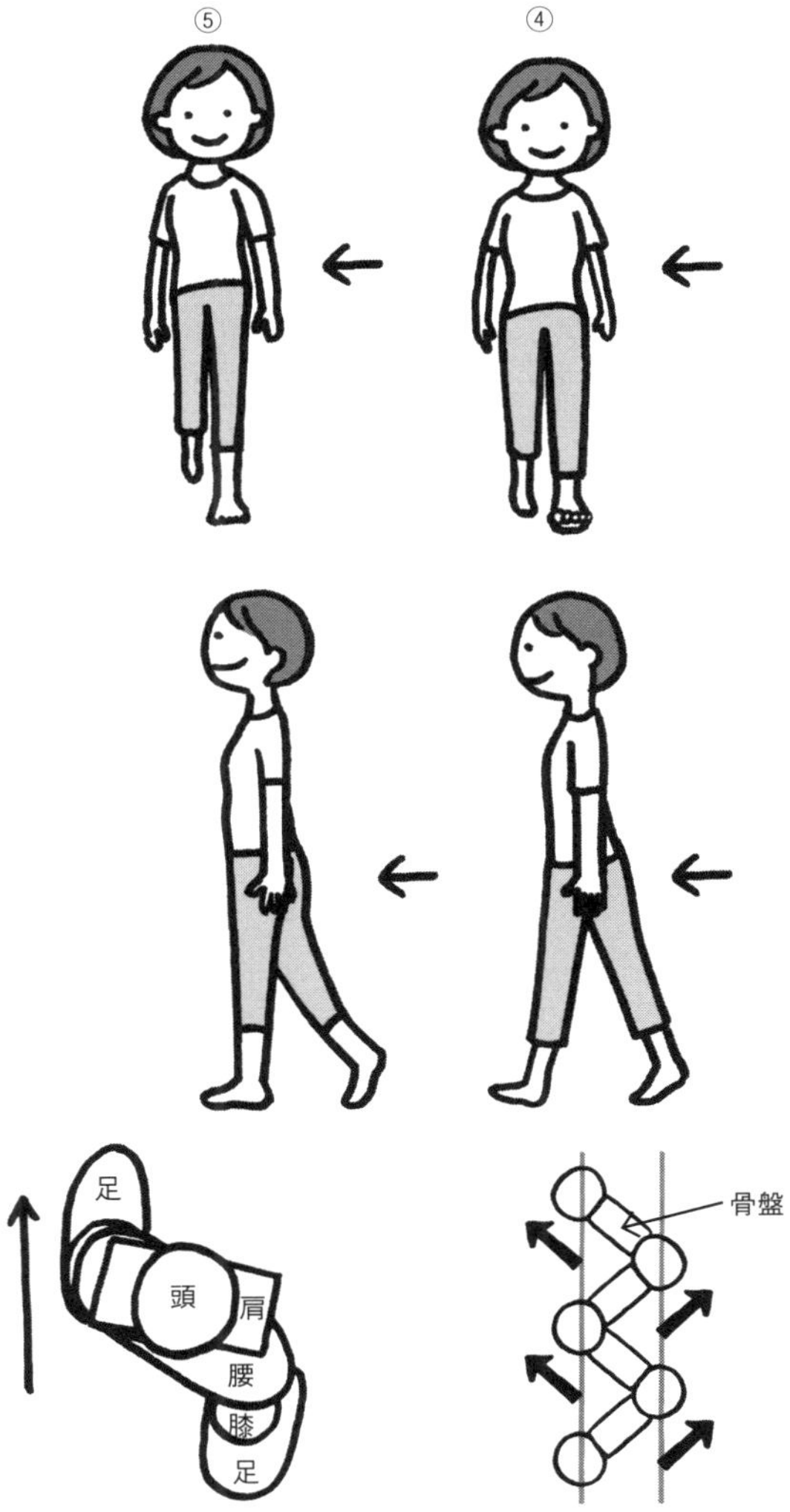
⑤
④
足
頭
肩
腰
膝
足
骨盤

よく、ウォーキングにおける適正な「速さ」や「歩幅」について尋ねられることがありますが、歩くのが速い人もいれば遅い人もいますし、身長が違えば歩幅も異なります。

人にはそれぞれ固有の動きのリズムがありますから、まずは、自分なりのリズムでリズミカルに、歩くことを目標に始めるとよいでしょう。

歩幅についてもいろいろな考え方がありますが、**一般的に自分が軽い運動として続けられるペースで歩いてみると、だいたい２・０〜２・５足長前後の歩幅になっていることが多いようです。**

１足長は足のかかとからもっとも長い足指の先までの長さですから、自分の靴のサイズを目安にするといいでしょう。たとえば、靴のサイズが24㎝の人の場合は60㎝、28㎝の人なら70㎝です。最低でも、１・５足長くらいの歩幅は保ちたいものです。

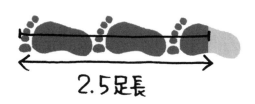

第5章　美しく正しい歩き方は１００歳までも健康に！

ウォーキングは量より質

運動の強度・頻度・量にこだわらない歩き

ウォーキングを始める人の動機や目的はさまざまですが、老若男女を問わず多いのが、運動不足の解消や健康維持のため、というものです。

そういう人々にとって、ウォーキングは歩く＝体を動かすことが目的であり、歩いた距離や時間は気にしても、リハビリのためのウォーキングのように「歩き方」にまで注意する人はそれほど多くないようです。

もちろん、体を動かすことはそれなりに効果がありますが、しかし、間違った体の動きと無理な努力感をもって続けていると、必ずどこかに大きな負担がかかり、それが積み重なるとトラブルの原因となってしまいます。

また、加齢によって筋力が落ちると、いままで力任せにおこなっていた動きができなくなってしまうかもしれません。そうした負担や無理はごくごく小さなものですが、少しずつ体に影響を与えます。健康長寿を目指す場合は、それぞれの人に見合った運動の内容や質を重視するべきでしょう。

これまでウォーキングは一日何千歩も歩かなければ効果は出ないという歩数を基準とした健康づくりがすすめられてきました。このように酸素の消費量をエネルギー消費量に換算した健康づくりも必要ではありますが、運動の刺激の質をもっと重要視すべきだと私は思っています。

つまり、ウォーキングは量ではなく、体に無理ない質のよいウォーキングによって健康寿命を延ばし、体の深い部分にある筋肉を増やし、体力の増強まで可能だと思っています。

そのためには、運動の強度・頻度・量などにはあまりこだわらない歩き方を身につけましょう。

大腰筋ウォーキングとは、こうした負担や無理を除いて、体をできるだけ自然に、ニュートラルな状態にして歩く方法です。ボディ・インナーマッスルをはたらかせ、体幹を大きな支柱にして体を支えるためバランスがよく、安定して、体への負担が少ないのが特徴です。

はじめのうちは体のクセが抜けずに自然体がとても窮屈に感じたり、慣れずに動きがギクシャクしてしまうこともあるかもしれません。しかし、慣れると「こんなに楽な歩き方があったのか」と驚かれるはずです。そして、続ければ続けるほど、さまざまな効果が実感でき、いままでの自分の歩き方が間違っていたことに気づくでしょう。

大腰筋ウォークキングは健康効果がいっぱい

「同側型動作」の大腰筋ウォーキングは、ふだんあまり使われていないボディ・インナーマッスルを有効活用することができます。

これらの筋は、体をあまり動かさずにいると、やせて細くなり、体にさまざまな影響を及ぼします。いちばん象徴的なのは、「**サルコペニア**」という筋肉量が減少する状態のことで、

- **姿勢が悪い**
- **肩が上がらない**
- **物につまずきやすくなった**
- **階段を上がるときに足が上がらなくなってきた**

などの症状が現れ、寝たきり老人をつくる原因となります。

また、

●下腹が出てきた
●お尻が垂れてきた
●以前に比べて5kg以上太った
●食べるとすぐ太るようになった

というような症状も現れ、筋肉はやせ衰えているのに肥満になるサルコペニア肥満となり、運動機能の低下に加え、メタボ（メタボリック・シンドローム）で見られる心臓病や糖尿病のリスクも高まります。

大腰筋ウォーキングをはじめとする大腰筋トレーニングはボディ・インナーマッスルを使った運動に直接的にかかわりをもつ筋や神経系のはたらきばかりでなく、**内臓機能を向上させ、血液の内臓での機能を高める効果をもっています。**

さらに、**内臓のはたらきをコントロールする自律神経系への刺激や免疫をつかさどるリンパやホルモン調節系の機能を調整し、気分や感情をつかさどる脳など非常に広い分野に影響をもたらします。**

性別にみた有訴者率の上位5症状（複数回答）

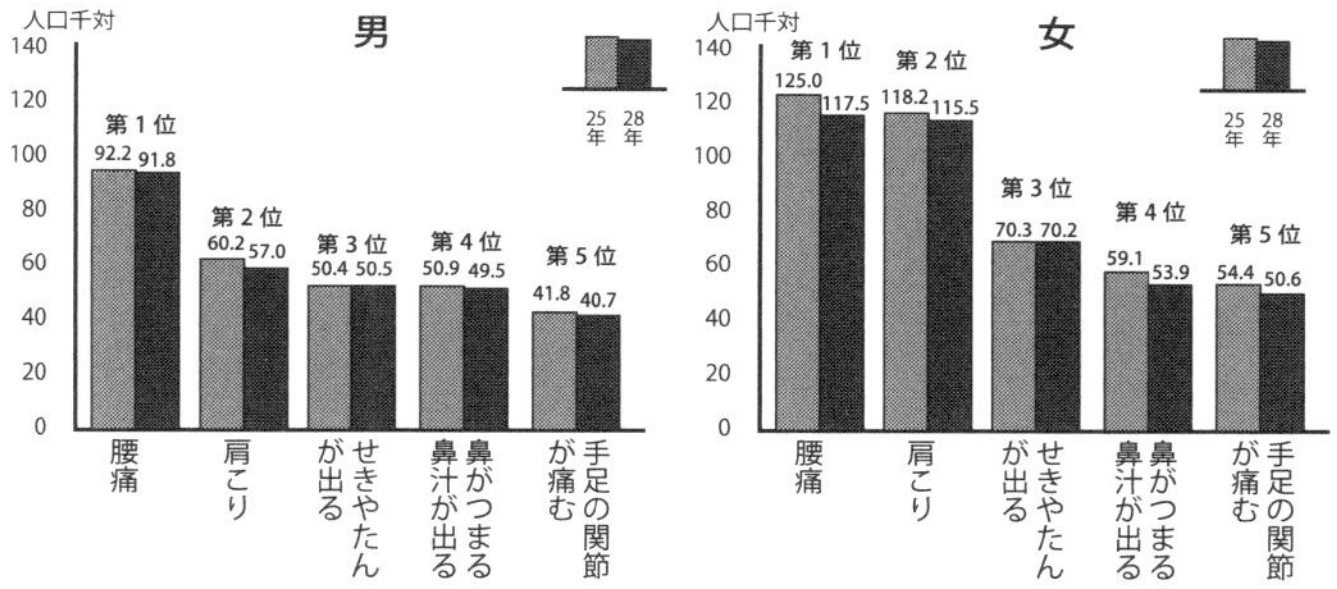

資料　厚生労働省「国民生活基礎調査」（平成28年）

◆大腰筋ウォーキングの効果

・内臓の機能が高まり活発になる
・便秘の解消
・老廃物や疲労物質を排出する
・脳内の活性化がはかられ、認知機能の低下を予防する

などの効果が期待できます。

姿勢の矯正、肩こり・腰痛も解消

多くの人が、日常生活で体の不調を感じています。「国民生活基礎調査の世帯員の健康状況」によれば、平成25、28年の病気やけがなどで自覚症状がある有訴者率上位2位が男女とも腰痛、肩こりです（前ページグラフを参照）。
まさに〝現代病〟ともいえる肩や首の〝こり〟は、僧帽筋や肩甲挙筋《けんこうきょきん》などの肩や首の筋肉の緊張によるもので、多くの場合、猫背や巻き肩などの姿勢の悪さが原因となっています。

背骨が弯曲して、頭が前に出ている状態の〝猫背〟、肩が内側に入って、肩甲骨が左右に拡がっている状態が〝巻き肩〟です。こうした姿勢の悪さや筋肉の緊張の緩和には、ボディ・インナーマッスルを鍛え、正しい姿勢を身につけることが必要です。また、姿勢の悪さとともに、こりの大きな原因となる体の〝冷え〟も、運動によって血行をよくし、基礎代謝量をアップすることで改善が可能です。

肩こり同様、不調を訴える人が多い腰痛も、圧迫骨折や椎間板《ついかんばん》ヘルニア、腰部脊《ようぶせき》柱管狭窄症《ちゅうかんきょうさくしょう》など、原因がハッキリしている障害や病気によるものは2割にも満たず、多くの場合は原因不明といわれています。

介護が必要となった主な原因（65歳以上の要介護者）

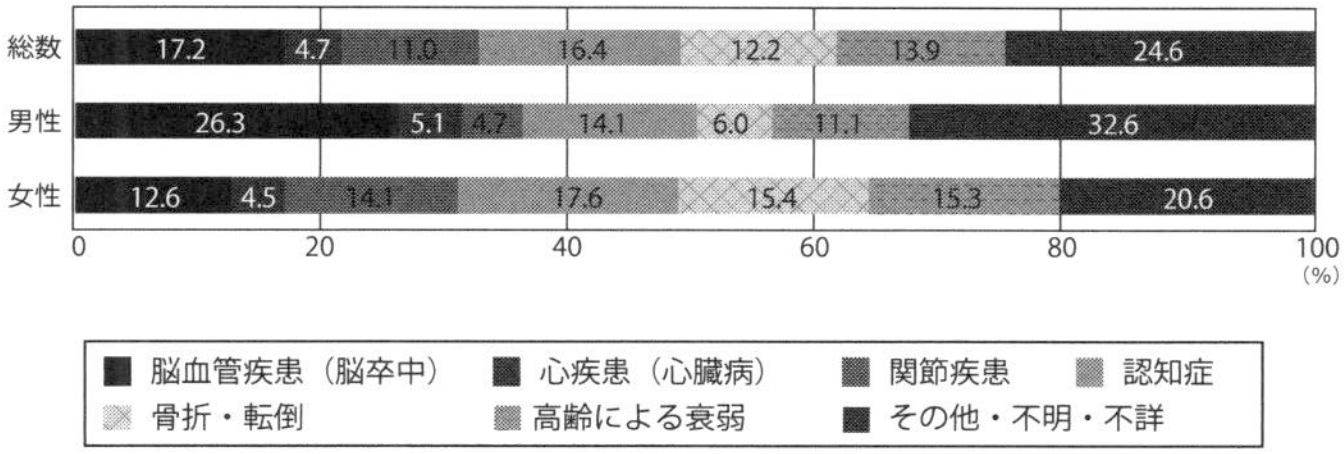

資料　厚生労働省「国民生活基礎調査」（平成25年）

そして、**こうした原因不明の腰痛の多くが、背骨の歪みや間違った歩き方、あるいは血行不良などによるものと考えられているのです。**

これらの姿勢の歪みを本来理想的と考えられる状態に矯正し、心身のコンディションを整える方法が大腰筋ウォーキングなのです。

健康寿命を延ばす、転倒・寝たきりの防止

加齢に伴う筋力の低下や、膝などの関節の痛みによる歩行障害などから、高齢者は体のバランスをくずして転倒しやす

くなります。若い人なら軽いケガですむような場合でも、高齢者では骨折などの大事になってしまう危険もあります。

実際、「平成25年国民生活基礎調査」（前ページグラフを参照）によると、「骨折・転倒」は高齢者が要介護となるおもな原因の第4位となっており、全体の12・2％を占めています。

骨折によって歩行が不自由な状態が長引くと歩行機能が衰え、要介護や寝たきりにつながることも多いといわれます。転倒しやすい人の多くに共通しているのは、前かがみで歩幅が狭く、膝が上がっていない（足を引きずるような）歩き方をしていることです。足を引きずるようにして歩くため、段差のない家の中でも転んでしまうのです。

大腰筋ウォーキングで、脚を上げる歩き方を練習し、ボディ・インナーマッスルを鍛えましょう。体のコア（芯）が鍛えられることで、体のバランスが安定し、運動能力も向上します。

大腰筋を鍛えることが寝たきり予防につながり、老後のＱＯＬに大きくかかわることは、認知動作型トレーニングマシンで運動した多くの高齢者が元気を得たことで実証されてきました。

日本はいま、平均寿命が男女とも80歳を超えて過去最高を更新し続けているだけでなく、４人にひとりが65歳の高齢者という超高齢社会となって１００歳時代を迎えようとしています。

医療や介護などの社会保障費削減のためにも、高齢者の健康寿命（健康に問題なく日常生活が送れる期間）を延ばすことは国を挙げての課題となっているのです。どんなに長生きをしても、痛みや不調を抱えながら思うように外出もできず、家の中でばかり過ごすような老後ではつまりません。

いつまでも健康で楽しく暮らすためには、大腰筋が重要な役割を果たすことは十分おわかりだと思います。

ウォーキングで若返り

次ページのグラフを見てください。これは、私が主催する「十坪ジム」で、年齢別トレーニングの前後での6分間歩行の結果を示したものです。

各年代すべてでトレーニング後の歩行数（距離）が大幅に増えているのがわかります。

トレーニングマシンにより大腰筋をはじめとするボディ・インナーマッスルをはたらかせる歩行を習得した結果です。

大腰筋ウォーキングは毎日無理なく続けることができますし、続けていくうちに、運動による体質の改善がはかられるだけでなく、加齢による体力の低下にもブレーキがかかり、体力年齢を若く保つことができるはずです。これはマシントレーニングに匹敵する運動です。

定期的に運動を続けて10年、20年と経ったとき、そのときさっとあなたは、未来の

年代別6分間歩行

人数　～69（男性）：6人　70～（男性）：5人
～59（女性）：6人　60～64（女性）：6人
65～69（女性）：5人　70～（女性）：4人

＊全国平均は
「平成15年度体力・運動能力調査」より

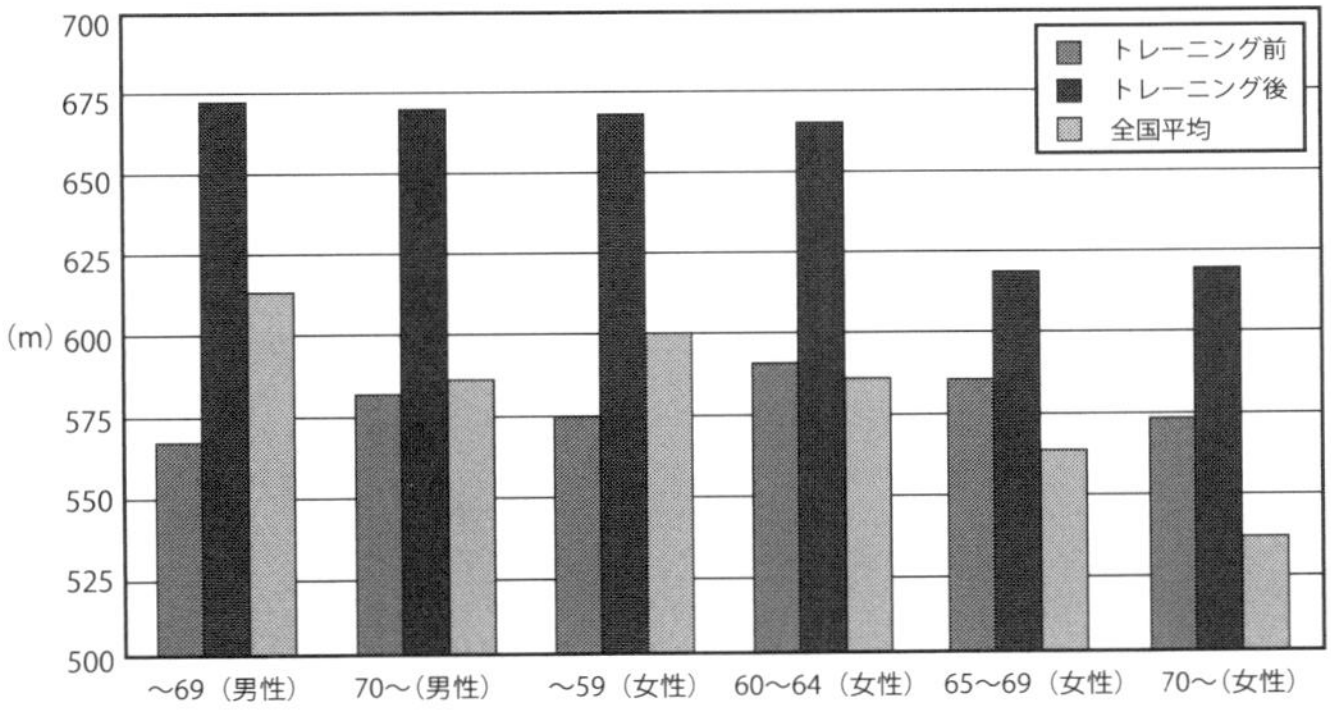

出典　「十坪ジム」プロジェクト報告書（小林 2008）

自分に感謝されるでしょう。

姿勢や歩き方が人生を変える

最近、街を歩いていて気になるのが、老若男女を問わず、姿勢の悪い人が増えていることです。とくに近年、スマートフォンの普及によって、電車の中でも画面をのぞき込んでいる人の姿を大勢見かけるようになり、その勢いが加速している気がします。

姿勢の悪さは、さまざまな体の不調を招きます。不眠症やうつ病、自律神経失調症なども、姿勢の悪さが一因といわれています。

そして、こうした体への影響ばかりでなく、姿勢の悪さはあなたの生活へも大きな影響を与えます。

まず第一に、姿勢が悪いとどうしても見た目の印象が悪くなります。あごが前に出て目線が下がるために自信なさそうに見えるだけでなく、顔がたるみやすくなるので、実年齢より老けて見られがちです。

猫背でうつむきがちな人より、背筋がピンと伸びて姿勢のよい人のほうがハツラツとして好印象を与えることは、誰しも異論のないところでしょう。

人の第一印象は〝3秒で決まる〟そうですから、まさにあなたの第一印象は姿勢次第、ともいえるのです。

さらに、姿勢が悪いと、せっかくおしゃれをしてもなんとなく垢抜《あか》けない感じがしてしまいます。ショーウィンドーに映る自分の姿勢の悪さを見て、自分のイメージと現実とのギャップにびっくりすることもあります。自分に自信がもてなくなって、内向的になってしまいがちです。まさに、**姿勢の悪さは〝百害あって一利なし〟。そうした負の連鎖を断ち切るためにも、大腰筋ウォーキングで姿勢をよくしましょう。**

姿勢がよくなるだけで、いろいろなことが変わります。姿勢がいいと、周りの印象もよくなります。背筋が伸びることで気分もスッキリして、いろいろなことが新鮮に感じられ、何事にも積極的になれるのです。何か新しいことにチャレンジしてみたり、人とのつながりが増えて交友関係が広がったり……。はじめは小さな一歩でも、続けていくうちに少しずつ、あなた自身が変わってくるはずです。まずは、そのための一歩を踏み出しましょう。

足に合ったシューズが歩き方の効果を高める

ウォーキングを続けるためには、自分の足に合ったシューズを選ぶことも大切です。正しい方法で歩いていても、足に合わないシューズではよい効果を望めないばかりでなく、外反母趾《がいはんぼし》などの故障にもつながります。

シューズを選ぶときは、以下の点に注意して選ぶようにしましょう。

◆ウォーキングシューズを選ぶ

意外と多いのが、〝運動靴〟なら何でもいいだろうと、スニーカーやランニングシューズでウォーキングをおこなっているケースです。

ウォーキングシューズはランニングシューズとは異なります。基本的に、ランニングシューズはウォーキングシューズよりも軽く、衝撃をやわらげるためにクッション性が高くなっているものや、軽量化のために靴底が薄めになっているものがあります。

短時間のウォーキングならあまり違いを感じることもないでしょうが、長時間続けていくうちに、体への負担や疲れ方で違いが出てくるはずです。できるだけ靴底が厚く、安全性も高いウォーキングシューズを選びましょう。

◆靴底の高低差が少ない

つま先とかかとの底の厚さが同じものを選びましょう。

かかとが高くなっているシューズは、正しい姿勢をとりづらくなるため、ウォーキングには向いていません。

◆つま先に余裕のあるものを

足にピッタリすぎる靴も、よくありません。靴を履いたときに、足の指を曲げ伸ばしできるくらい、つま先に余裕のある靴を選ぶようにします（次ページ参照）。

もし、足の指先が少しでもシューズの先に触れていたら、1サイズ上を選びましょう。それが大きすぎるように感じたら、インソール（中敷き）で調整します。

◆柔軟性のある靴を

大腰筋ウォーキングでは、親指のつけ根部分（拇趾球）を意識します。この部分でしっかり地面をとらえることができるよう、シューズ先端3分の1くらいに柔軟性があり、よく曲がるものを選びましょう。試し履きの際は、つま先を地面につけた状態で、簡単にかかとが持ち上げられるかを確認します。

なお、靴底が丸みを帯び、かかとの部分がなめらかになっているものがよいでしょう。さらに、靴底（接地面）までが円弧状になっているものであれば、歩きの効率がいっそう高まります。

歩き方の効果を高める靴

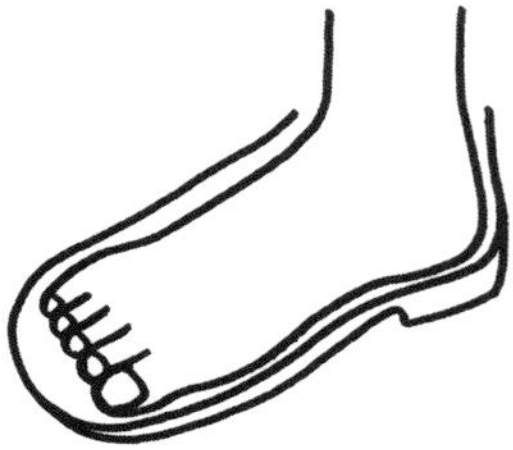

つま先に余裕を持った靴

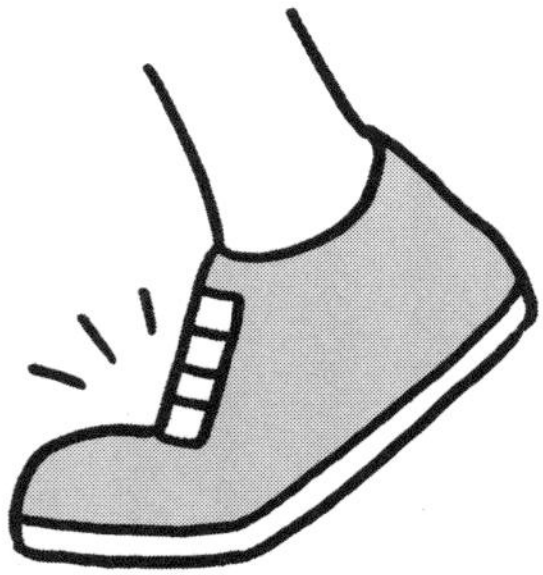

足のつけ根で曲がる靴

第6章　正しい歩き方をサポートするマシンとストレッチ

科学的実証にもとづいた認知動作型トレーニングマシン

第1章でもお話したように、カール・ルイス選手の走り方を研究し、「速く走る」ことを目的に開発した「スプリントトレーニングマシン」を用いたトレーニングは、正しい動作を身につけるためには、脳を含めた動作に関する神経支配、すなわち「運動神経」のはたらきを高めることがきわめて重要であることを教えてくれました。

そして、科学的実証にもとづいた正しい歩き方である「大腰筋ウォーキング」の習得には、マシンでのトレーニングによって、運動動作をつかさどる脳・神経系の運動神経回路の再構築をはかり、動作の修正をおこなうことが効率的であることが明らかになると、従来のトレーニングにも変化をもたらしました。

こうして開発されたマシンは、「ＱＯＭ（動作の質）」を高めるためのトレーニングには欠かせないものとして、「認知動作型トレーニングマシン」と名づけられたのです。

「スプリントトレーニングマシン」は、大腰筋ウォーキングに不可欠の「膝・腰同側型動作」の習得だけでなく、高齢者を対象にした「歩行能力の向上」にもきわめて有効なマシンともなったのです。

ここで、代表的な「認知動作型トレーニングマシン」をご紹介しますが、これらのマシンがいかに人の体の動きの質を高めるかを知っていただき、正しい動作をするには多くのボディ・インナーマッスルの柔軟性が大事かを理解していただきたいと思います。

スプリントトレーニングマシン

〈特徴〉膝・腰同型動作を容易にする

立位姿勢バランスや歩行能力、ランニング能力の向上に効果がある代表的なトレーニングマシンです。手すりにつかまってペダルの上に立ち、ペダルアームの回転中心軸が前後方向に左右交互のタイミングで水平移動するときに、バランスよく立位を保つようにします。「すり足動作」の練習から始め、脚の動きの方向に合わせて腰の動きを合わせます。

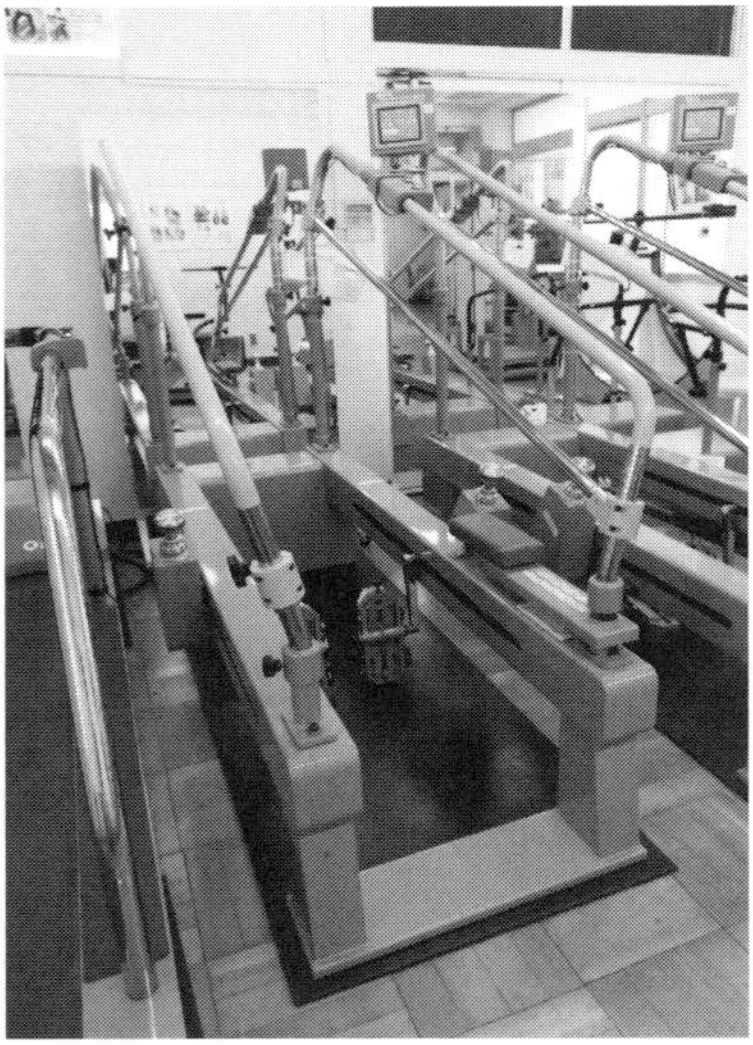
スプリントトレーニングマシン

常に脚と腰が同じ方向に動き、腰がいつも脚の上にのっている「膝・腰同側型動作」をおこなうためには、同側型動作のための運動神経回路が形成されなければなりません。そのため、いままであまり使われなかった神経機構を刺激し、活性化することによって、同側型動作だけでなく、日常のさまざまな運動の遂行能力も改善され、

ＱＯＭの向上をはかります。人間に本来備わっていた、脳神経系の運動遂行能力を目覚めさせる効果もあります。

なんば歩きの本質を実体験できるマシンです。

〈目的〉

●ボディ・インナーマッスルを用いた歩行運動や走動作の基本を身につけ、歩行や走能力を改善。

●動きに対する全身の動作バランスを高める。

●脳の活性化を促進する。

〈トレーニング方法〉

●膝・腰同側型動作を用いた「すり足動作」をおこなう。

●体重をのせたペダルの動きに合わせ、反対脚の膝を大腰筋をはたらかせて骨盤をともに腰から大きく持ち上げ、脚と腰を前方に運ぶ。

●着地はできるだけ前方に向けておこない、着地動作時に同側の腰も前方に移動させる。このことによって、前ブレーキのかからない着地が可能となる。

アニマルウォークマシン（通称アニマー）

〈特徴〉肩や脊柱の柔軟性を高める

脚の動きは車軸移動式パワーバイク（後述）と同じですが、腕は回転ハンドルを握ってハンドルを回転させる構造になっています。ハンドル部分の支柱の角度を垂直から30度の範囲で調整できるようになっており、支柱が前に倒れた角度になればなるほど、体重が腕にかかるしくみ

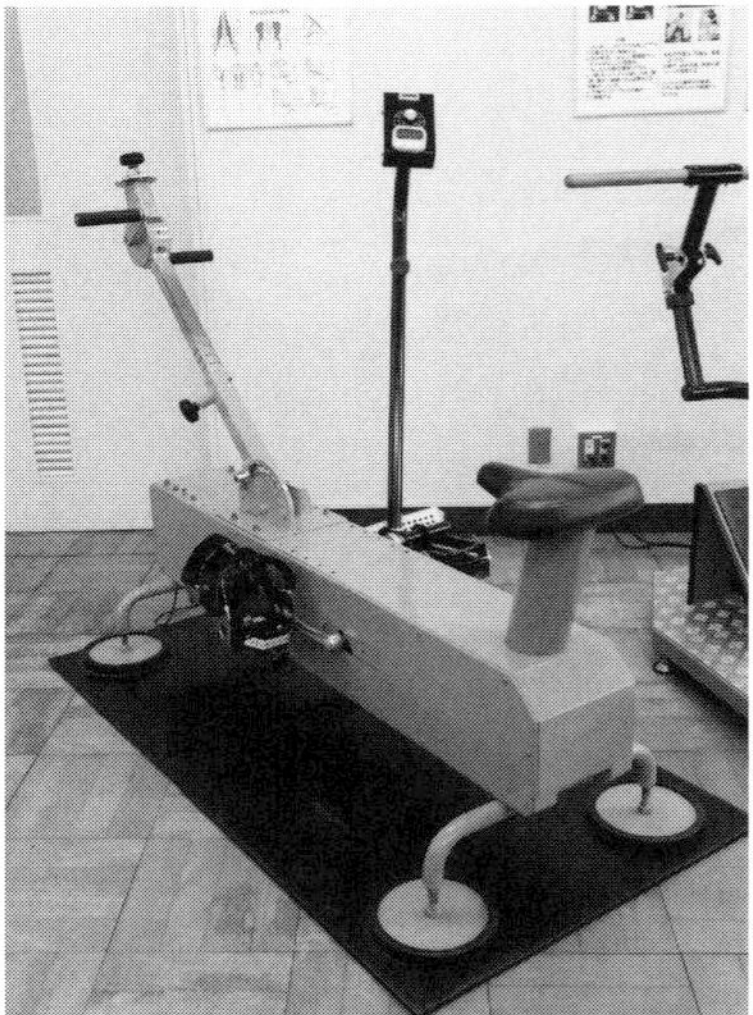

アニマルウォークマシン

です。両手両脚を同時に回転させ、体重を四肢で支えなければならないことから、運動量が多くなるのが特徴です。
足と腕を同時に回転させて、動物が四つ脚で動くような神経支配を用いていることから、この名がついています。

〈目的〉

- 四肢同時運動の神経支配トレーニング。
- 体幹深部筋をはじめ、全身の筋群を総合的にトレーニングする。
- 肩甲骨と骨盤を連系させ、肩や脊柱の柔軟性を高める。

〈トレーニング方法〉

- はじめに、ハンドルの回転とペダルの回転を別々に練習する。
- 肘は伸ばしたままで、肩甲骨を背中で滑らすようにしてハンドルを回すことが理想的。

●手と足の回転を連系しておこなう。

●片側（左）のペダルを踏んだとき、膝、腰、肩が一直線になる姿勢をとる（左軸ポージング）。左軸ポージングから、右軸ポージングに移動する。

ストレッチロウイング（通称・舟漕《こ》ぎマシン）

〈特徴〉肩・背中・腰のストレッチをする

和舟を漕ぐ運動をシミュレーションするマシン。立位姿勢で、ハンドルアーム（櫓《ろ》）を前方に押し、手前方向に引くという動作を繰り返す。

腕だけでなく、全身での「押し」

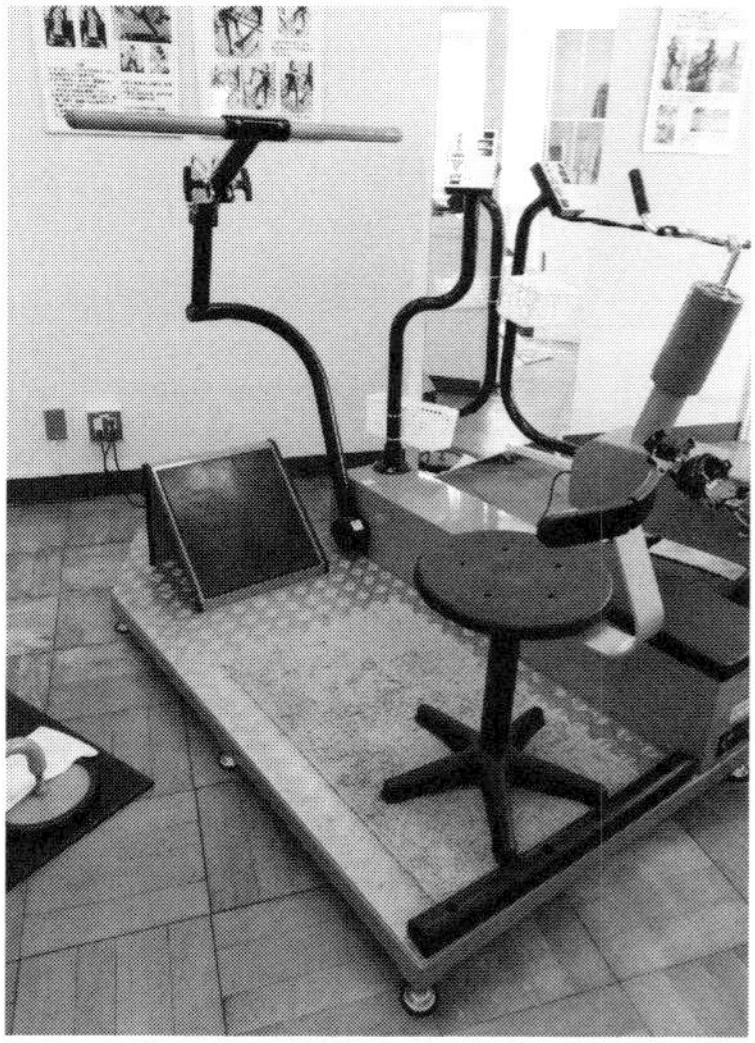

ストレッチロウイング

と「引き」の動作をおこなうことで、肩や腰の柔軟性が増し、体の深い部分のしこりがほぐれて足や体幹部の血行をよくし、同時に筋が強化されます。

〈目的〉

●肩や背中をゆっくりストレッチする。
●和舟を漕ぐような気持ちで、ゆっくりオールを押し引きし、体幹を強化する。

〈トレーニング方法〉

●座位姿勢で腰と手すりの位置を変えることで、姿勢が変わるため、「ウマ」「ヒョウ」「チータ」（193ページ参照）の3段階で肩や背中のストレッチをおこないます。
●オールの引きつけは、背中を丸めて「ヒョウ」のような姿勢でおこなう場合と、腰や背中を伸ばし、腕だけでなく、左右の肩甲骨を背骨に寄せるようにする方法があります。

いずれも、背骨の柔軟な使い方を身につけるためです。

大股ストレッチマシン

〈特徴〉股関節の柔軟性を高める

滑らかなステンレス加工が施された表面の上を、足カバーを履いて手すりにつかまり、ハーフパイプの底の部分に両脚を開いてのります。できるだけ両脚を前後や左右に開いて、ふだんはストレッチが難しい内股にある筋群の強化をはかります。さまざまな姿勢をとることができるので、股関節だけでなく肩、背中、股関節、膝関節など、全身のストレッチが可能です。

〈目的〉

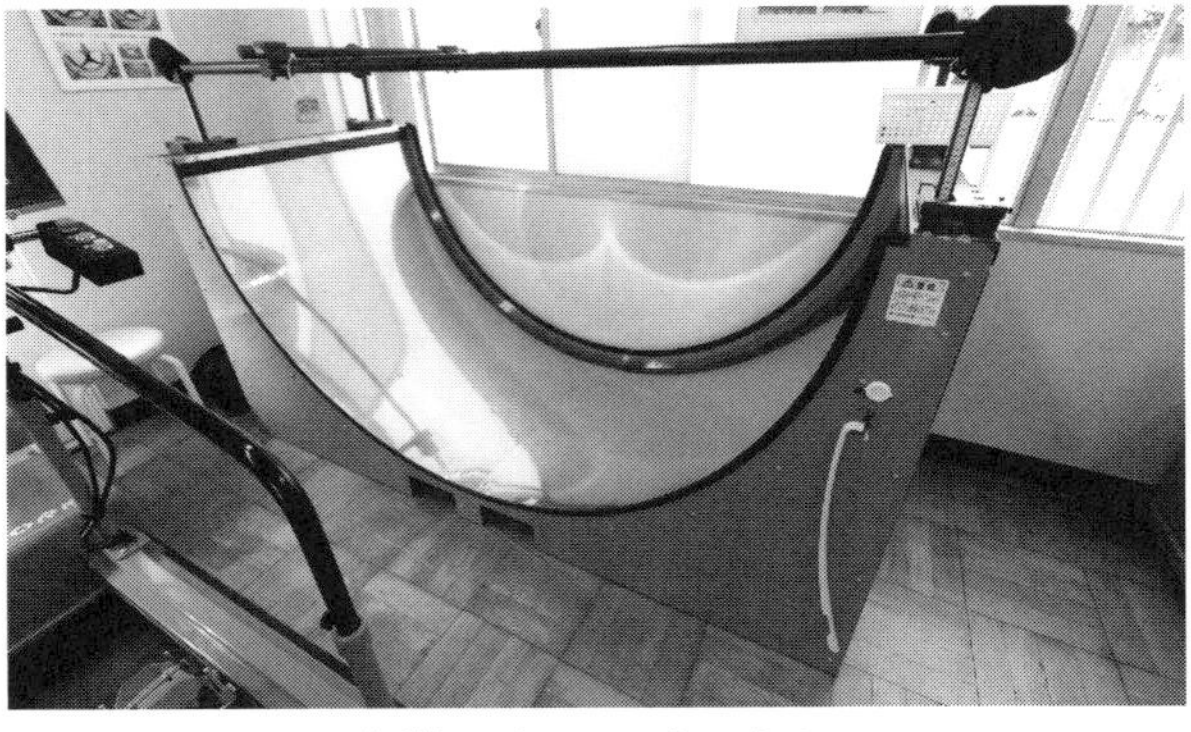

大股ストレッチマシン

- 股関節の柔軟性、大腿背部のストレッチ、脚力の強化をおこなう。

〈トレーニング方法〉

- 開脚姿勢をとり、徐々に開く角度を大きくする。
- 前後に足を開き、膝を軽く曲げ、腰を落とす。
- 脚全体を使って、ゆっくり股関節を内旋・外旋させる。

脚・腰スウィング型トレーニングマシン

〈特徴〉大腰筋などの強化

脚と腰を一体化して、前方や後方に大きくスウィングする動作によって、大腰筋などのボディ・インナーマッスルをはじめ、大腿部の股関節の屈曲筋（大腿四頭筋）や伸展筋（大殿筋、ハムストリングス）、中殿筋などを強化します。

〈目的〉

- 脚と腰（大腰筋など）の筋力強化。
- 体幹部の柔軟性の向上。
- 姿勢バランス能力の向上。

〈トレーニング方法〉

- 脚長に合わせたパット位置の高さを調節する。負荷を設定し、軸足を安定させて、脚を前後に大きく振り上げる。

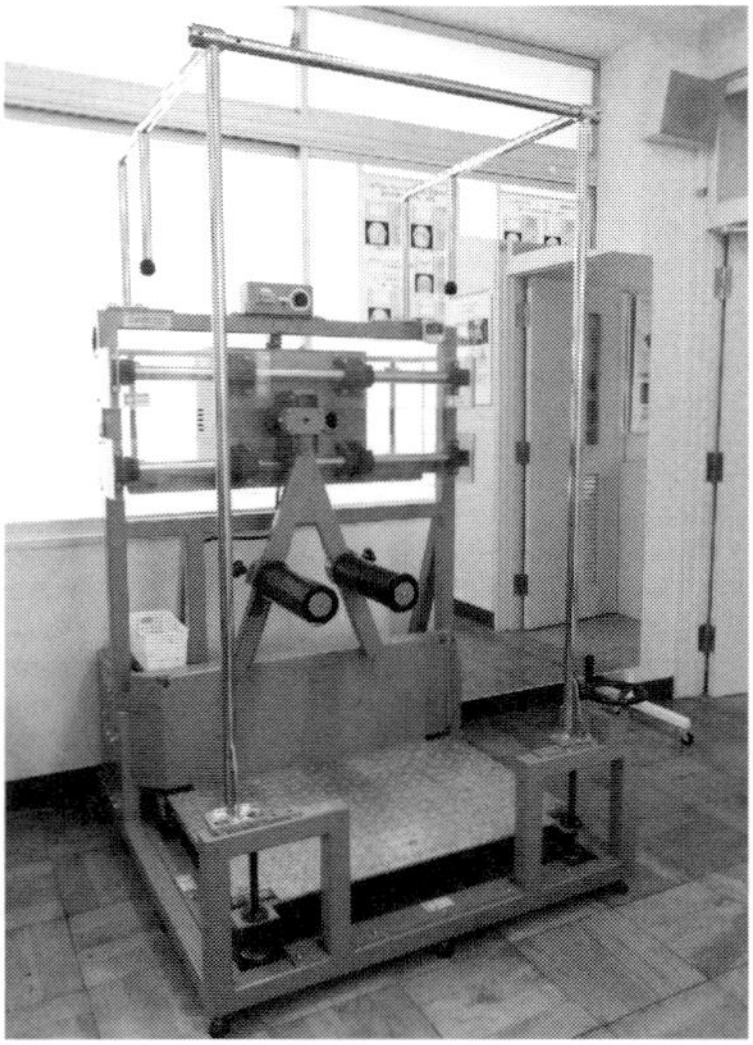

脚腰スウィング型トレーニングマシン

車軸移動式パワーバイク

〈特徴〉片足立ち動作の基礎バランスを養う

　ふつうの自転車のペダリングでは円軌道を描いて回転するペダルが、このマシンでは楕円軌道を描いて回転する構造になっています。ハンドルは自由に動くようになっており、利用者は立ちこぎでペダリング動作とハンドル動作を「同側型動作」を用いておこないます。

〈目的〉

- 「片足立ち動作」の基本バランスを養い、右体側軸から左体側軸へのスムーズな移動能力を高める。
- ボディ・インナーマッスルを有効利用したペダリングをおこなう。
- 「同側型動作」の神経支配を身につける。

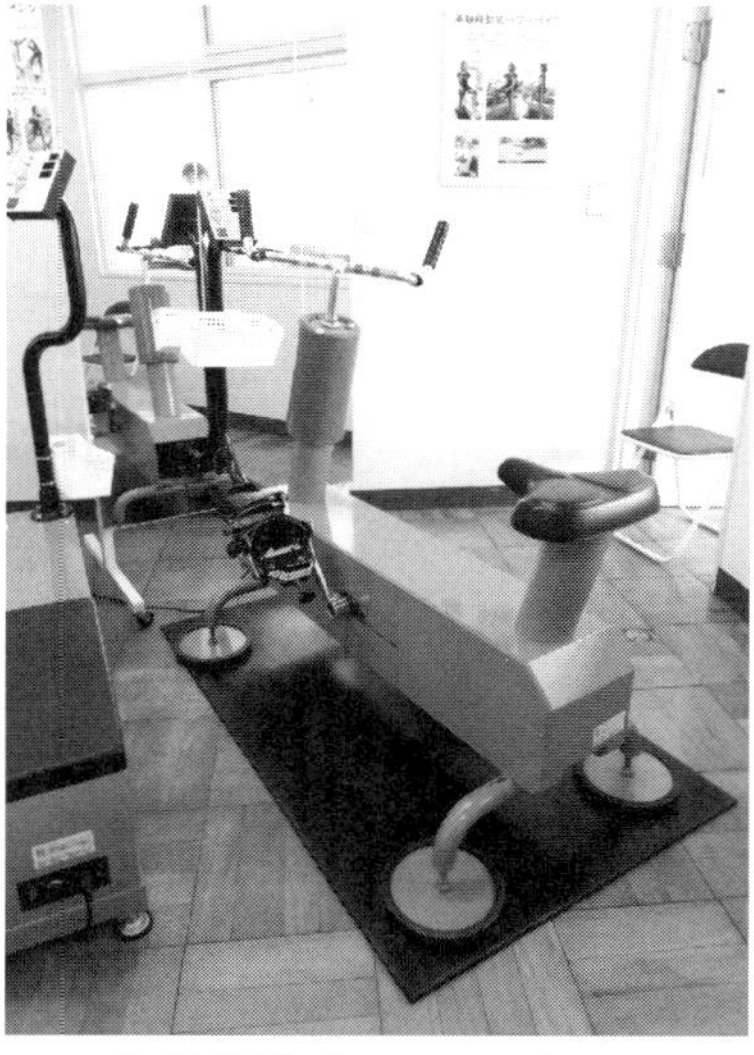

車軸移動式パワーバイク

〈トレーニング方法〉

●立ちこぎ姿勢でペダルに乗り、踏み込み脚側の足、膝、腰、肩が縦一列（矢状《やじょう》面《めん》）になる姿勢で踏み込み、ペダルのもっとも低い位置で、片脚立ちのバランス姿勢をとる。

●ハンドルは踏み込み脚側に回転する。体重を左右に移動させながら、1回1回ていねいにペダルを回転させる。

体幹ひねりマシン

〈特徴〉全身のひねりとストレッチ

円形の回転する「台座（スタンド）」と、そのスタンドの周囲を逆方向に回転する「手すり」の組み合わせにより、体幹をしぼるようにひねり伸ばすことができるマシンです。

〈目的〉

● 体をひねったときに、体幹、足首や脚の内旋・外旋動作がいかに大切な要素をもっているかを実感する。

〈トレーニング方法〉

円形の「台座（スタンド）」に立ち、手すりをもって腕とは反対方向に腰をスウィングする。

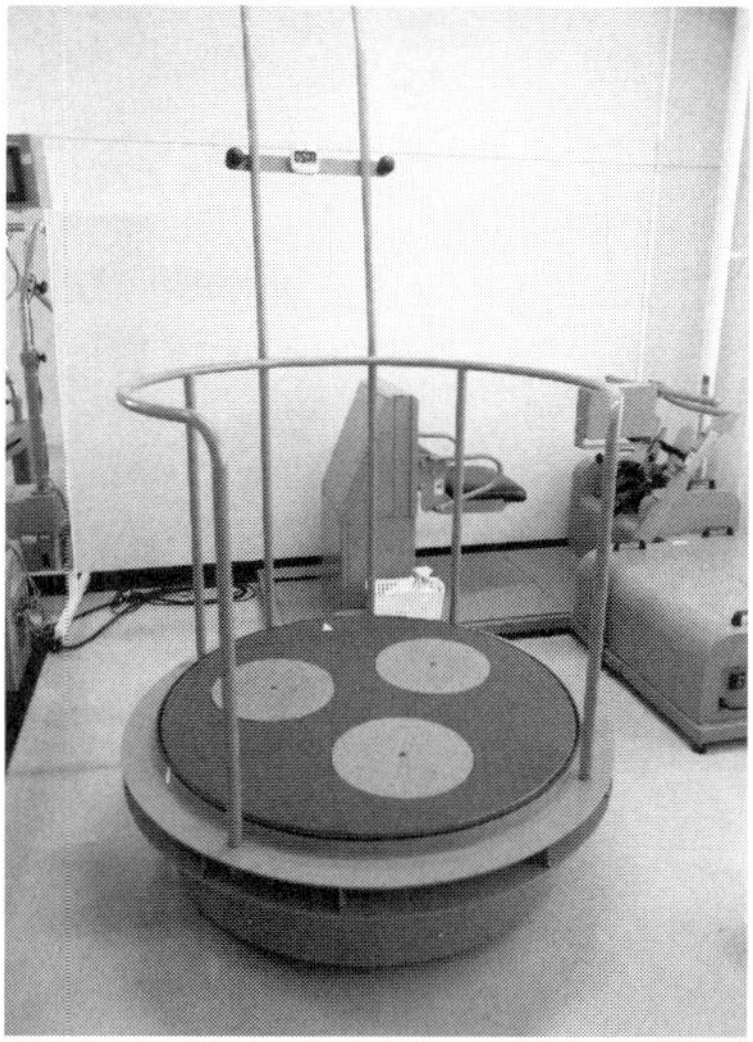

体幹ひねりマシン

マシンがなくてもできるストレッチ

ここからは、室内でも簡単にできて、大腰筋ウォーキングに必要な筋肉を柔軟にするストレッチをご紹介します。「認知動作型トレーニングマシン」がなくても、筋肉を意識してトレーニングをおこなえば、必要な筋肉にはたらきかけることができます。

無理して筋トレ感覚で鍛える必要はありません。運動に必要な筋肉は、使われることで自然に強くなります。ただし、筋肉は使わないと衰えてしまうので、日頃から刺激を与えることが大切です。紹介するストレッチは、どれも高齢者でもできる簡単なものばかりですので、ウォーキングができないときや、同じような姿勢が長時間続いたときなど、気分転換を兼ねておこなうとよいでしょう。もちろん、ウォーキングと合わせておこなえば、相乗効果でよりいっそうの成果が期待できます。

ストレッチは、「無理をせず」「息を止めずに」「力まずゆっくりと」おこなうことがポイントです。回数や時間は気にせず、筋が伸びて気持ちよくなるまでおこないましょう。

股関節ストレッチ

①両手でイスの座面の両端をつかみます。（イスはできるだけ安定したものを選びましょう）。
②体と顔を正面に向け、両脚をまっすぐ横に伸ばし開きます。一気に拡げず、徐々に開く角度を大きくします。
③股関節の柔軟性とともに、殿部と太ももを

股関節ストレッチ

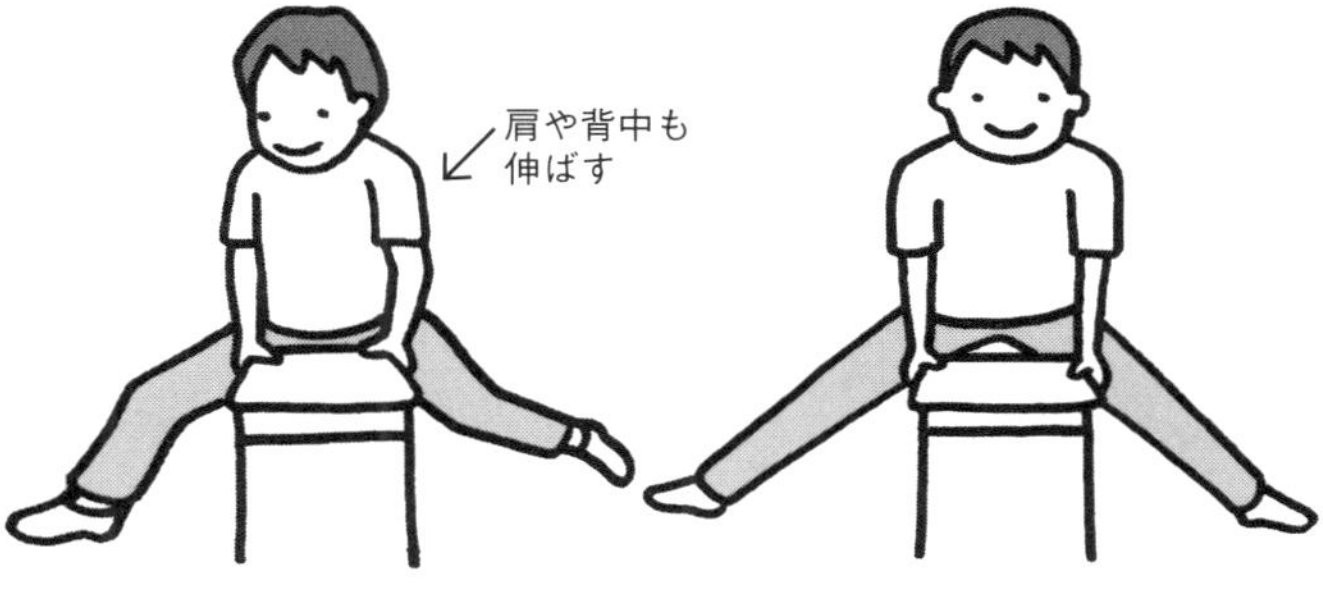

股関節の柔軟性と殿部、太ももを鍛える

強化します。

④同じように両手でイスの座面をつかみ、片脚を前に出し、もう一方の脚は後ろに伸ばします。前後に脚を伸ばすことで、股関節だけでなく肩や背中の柔軟性を高めます。

脚・腰スウィング動作で大腰筋強化

①肩の力を抜いてまっすぐに立ちます。（バランスに自信のない人は、壁や柱につかまってもよいでしょう）。

②片足立ちになって、脚を前後に、できるだけ大きくスウィングします。

脚・腰のスウィング

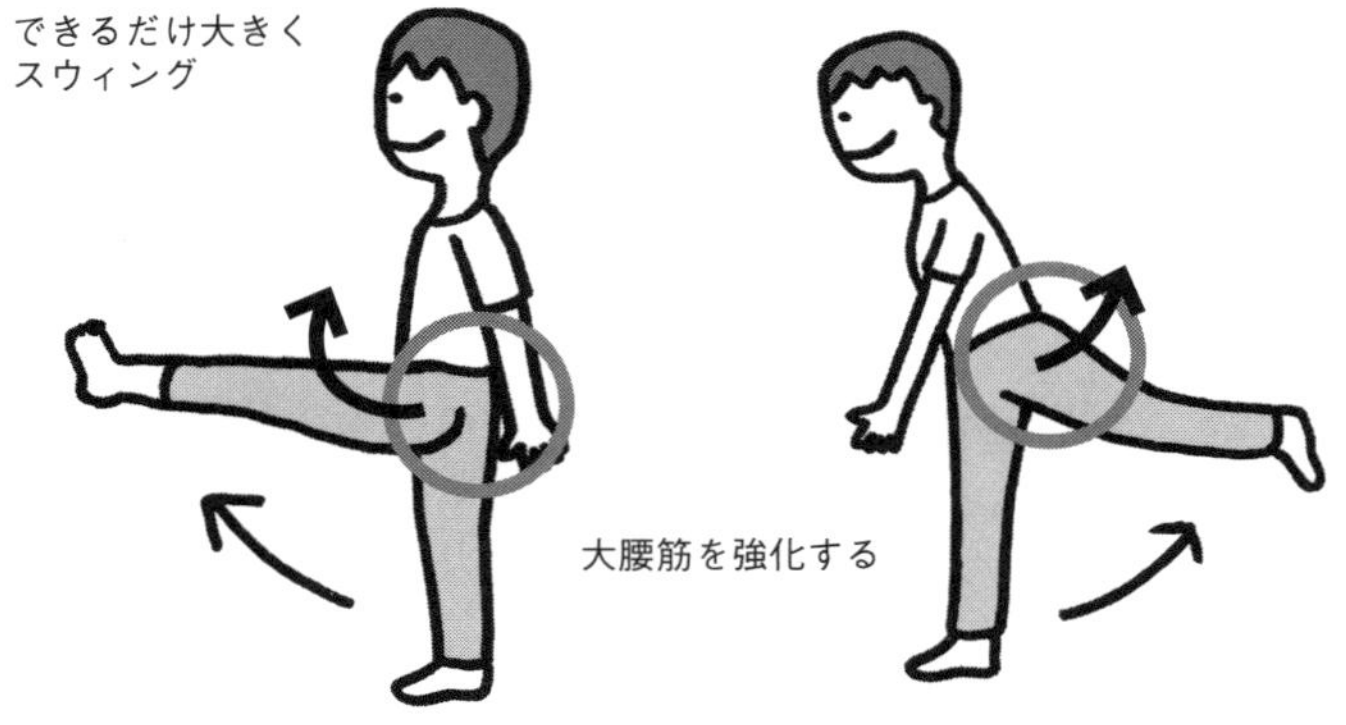
できるだけ大きく
スウィング
大腰筋を強化する

③スウィングの際、脚だけを振り上げるのではなく、腰（骨盤）から脚だと思って、**スウィング脚側の骨盤をひねり上げるようにするのがポイントです。**大腰筋の筋力が強化され、お尻が引き上がり脚は高く上がります。

④軸足を変えて、同じように脚をスウィングします。

（腕はとくに意識せず、脚の動きに連動させましょう）。

大腰筋トレーニング

①片脚をイス（踏み台）の上にのせ、軸

大腰筋トレーニング

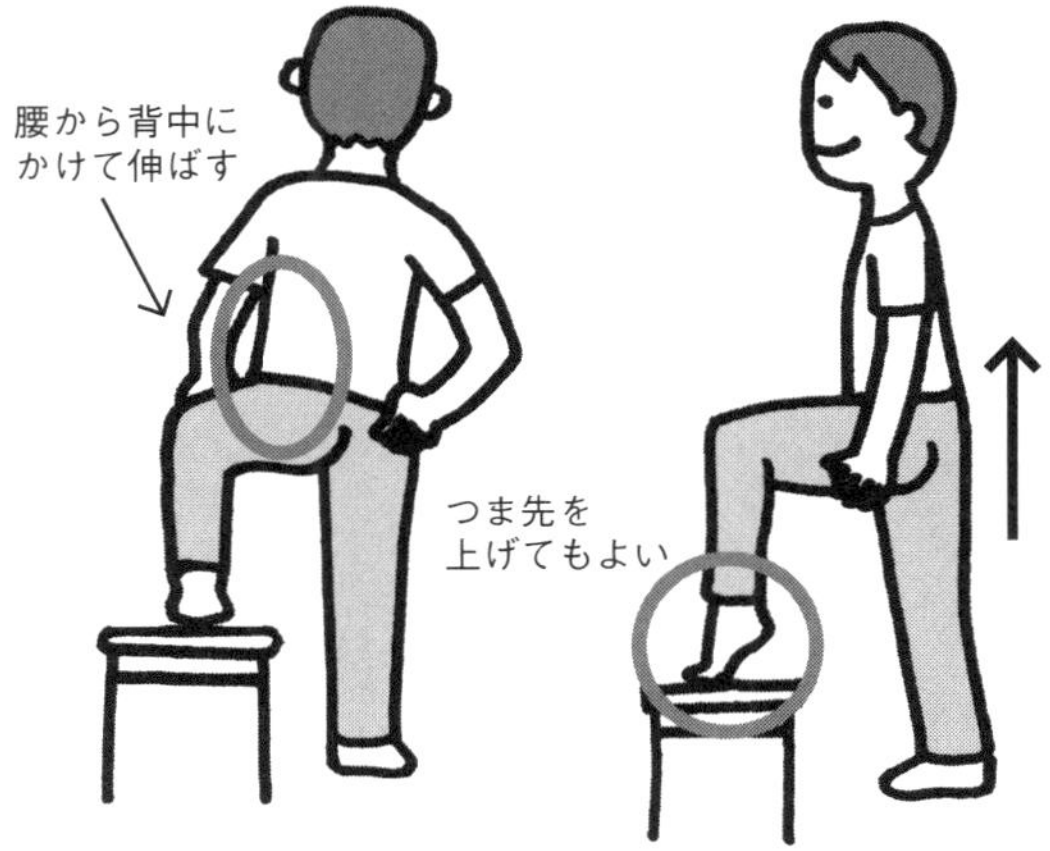
腰から背中に
かけて伸ばす
つま先を
上げてもよい

足に重心を保ちしっかり立ちます。
②次にイスにのせた脚を引き上げます。
　このとき大腰筋を意識して腰から背中にかけて引き上げるようにします。大腿四頭筋を使ったり肩を上げないようにしてください。慣れない間は脚を引き上げるとき、イスにのせた足のかかとを上げてつま先立ちになります。
③脚を替えて、①～②を繰り返します。大腰筋で太ももをつり上げるような気持ちでおこなうとうまくいきます。

腹筋・中殿筋・大腰筋トレーニング

腹筋・中殿筋・大腰筋トレーニング

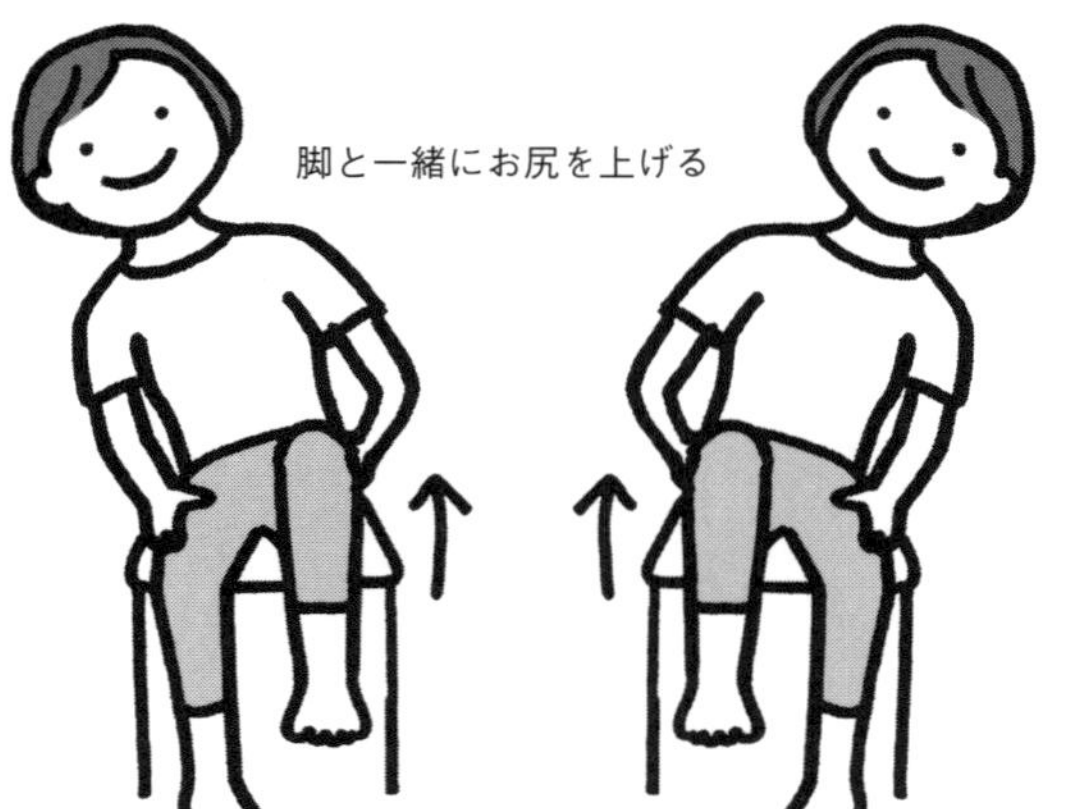

①背筋を伸ばしてイスに浅く座ります。両手はももの上に置きましょう。

②そのまま背筋を伸ばして、左右の脚を交互に引き上げて〝もも上げ〟をおこないます。〝もも上げ〟のときは、脚だけでなくお尻もいっしょに引き上げるようにします。お尻をいっしょに引き上げることで、腹筋や中殿筋、大腰筋の運動になります。

肩や背中のストレッチ

①背のあるイスを用意して、背が手前になるように前に置き、イスに座ります。

肩や背中のストレッチ

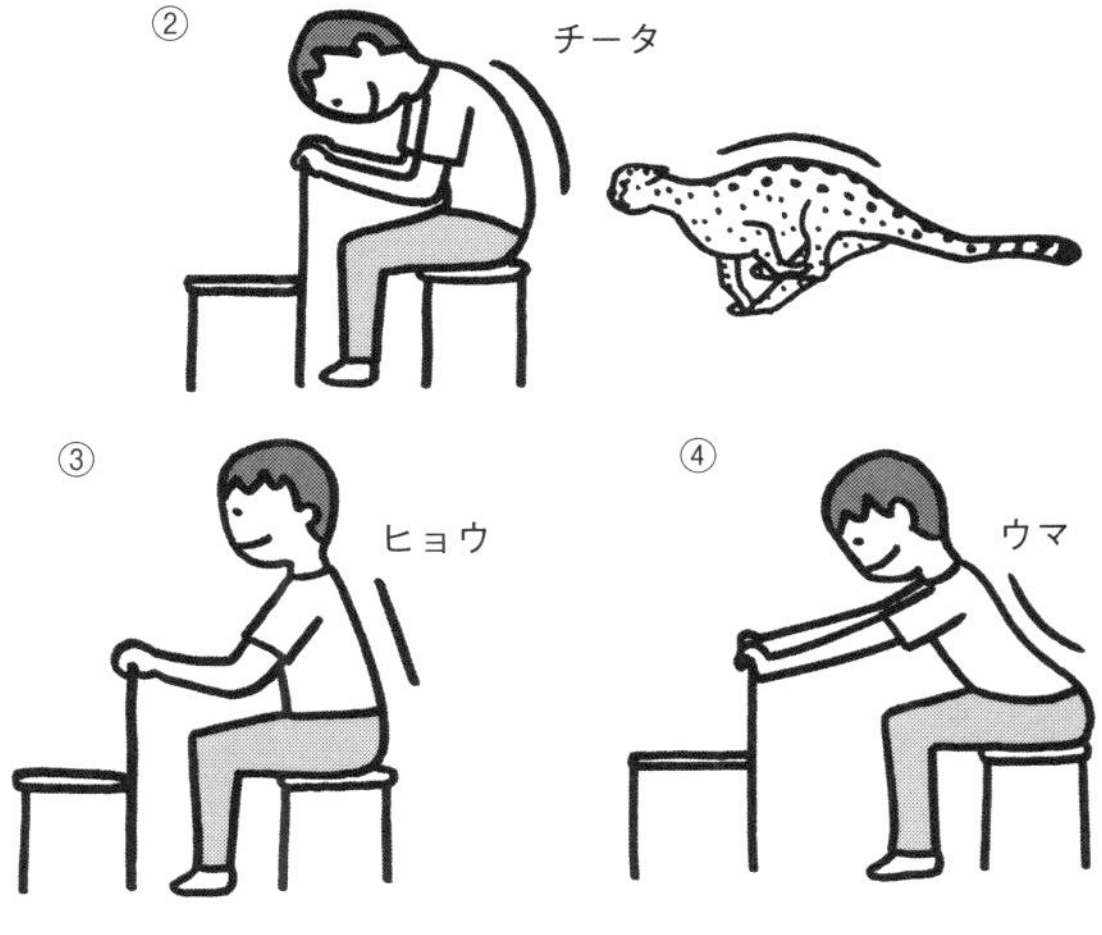

②肘を90度くらいに曲げて、そのままイスの背をつかみ、上体をかぶせるようにして頭を内側に入れ、背を丸めます（「チータ」の姿勢）。
③上体をもとに戻し、前のイスとの距離を②より少し開け、肘を軽く曲げてイスの背をつかみ、少し前傾になって腰を丸めてから背中をまっすぐに伸ばします（「ヒョウ」の姿勢）。
④再び上体を戻し、さらに前のイスとの距離を開け、首から腰がまっすぐになるよう意識して、腕を伸ばして思いきり背中を反らせます（「ウマ」の姿勢）。
⑤「チータ」「ヒョウ」「ウマ」、3つの姿

肩甲骨剥がし

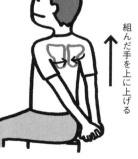

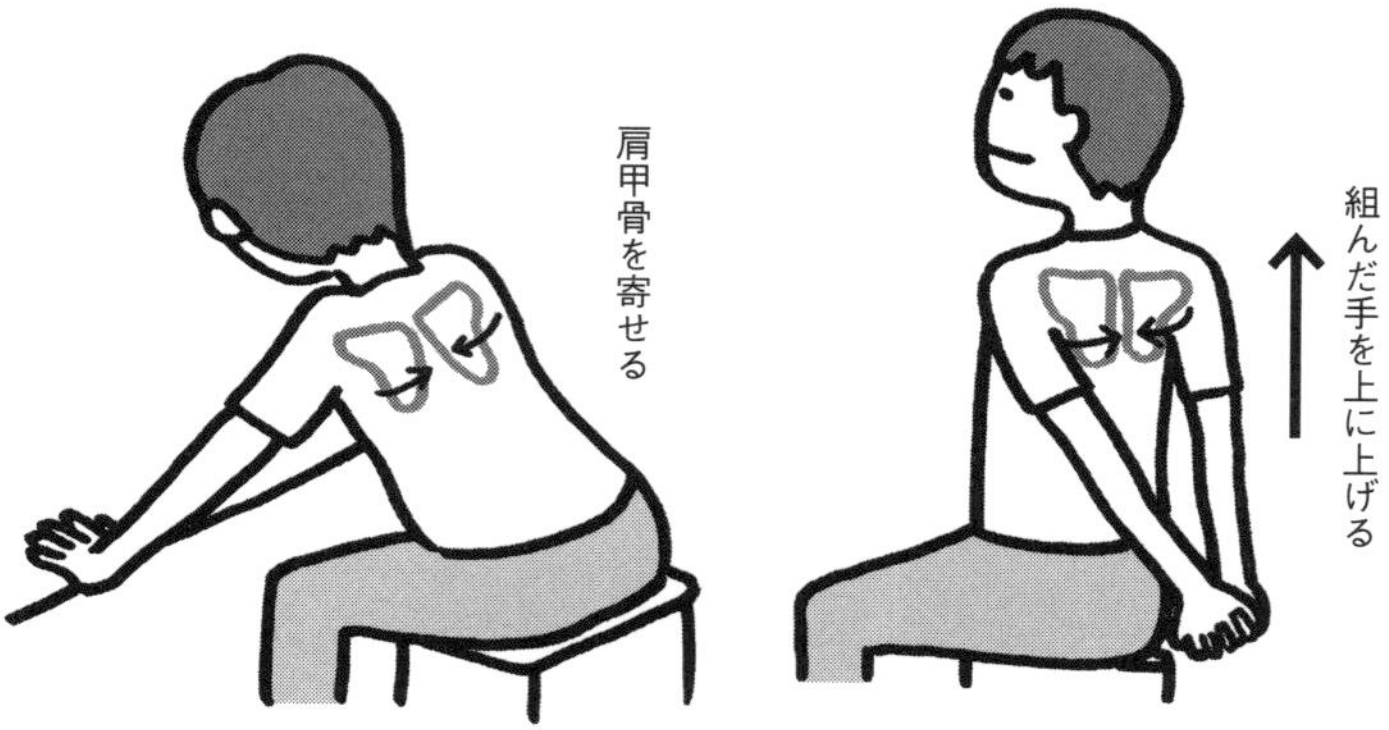

勢をそれぞれ背中と腰を意識しながら繰り返し、肩や背中をストレッチします。

肩甲骨剥がし

①肩甲骨はもともと自由度が高い骨です。肩甲骨剥《は》がしは肩甲骨の本来の動きをとり戻すストレッチです。背を伸ばしてテーブルに手をつきます。胸椎を伸ばし、肩甲骨を寄せるように、背中を押し込み、戻すを繰り返します。
②両手を体の後ろで組んで、胸を張って肩甲骨を体の中心に寄せる感じで、組んだ手を上に上げます。肘はまっすぐ伸ばします。
①、②のストレッチで肩甲骨の可動域を広げ筋肉の動きをよくします。

体幹ひねり

①両脚を肩幅より少し広く開いて背筋を伸ばし、タオルをピーンと張って両端をも

体幹ひねり

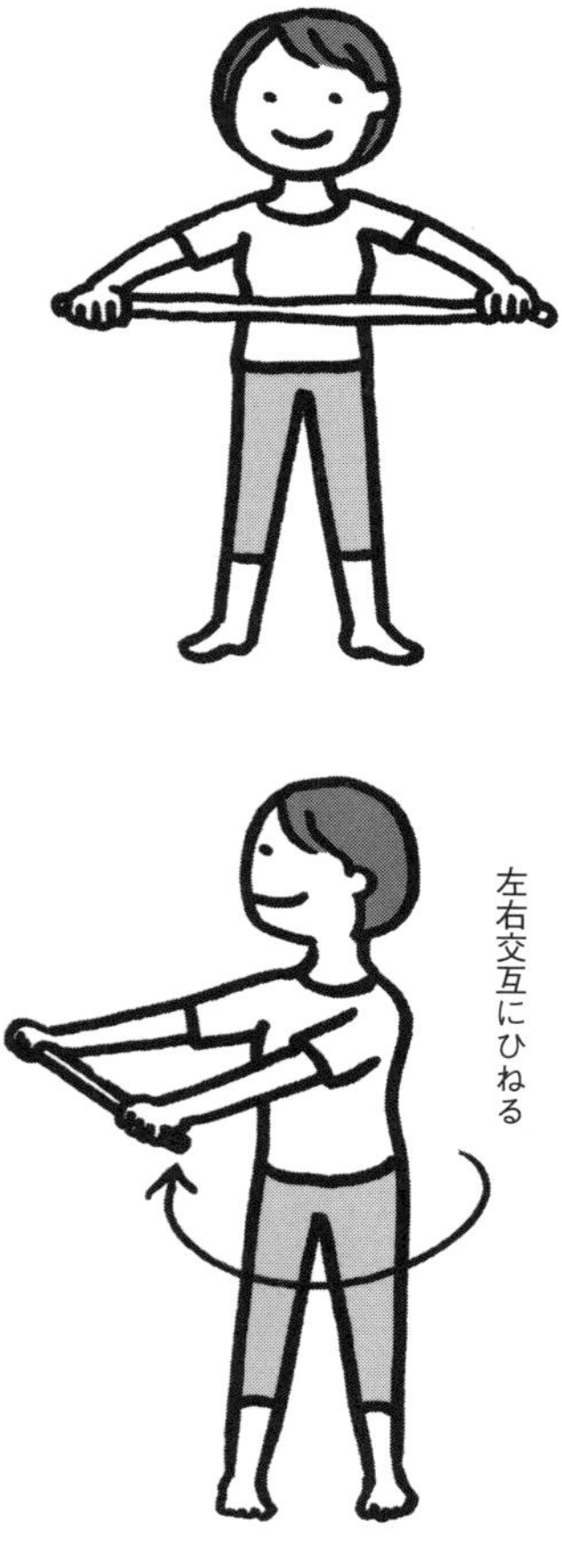

ち、両手を前に伸ばします。

②この状態からタオルをもったまま上半身をひねります。左右交互に限界までひねりましょう。

③上半身と下半身のひねりの可動域を拡げ、ま後ろを向くことをめざしてください。

骨盤の押し回し

①「正しい立ち方」で立って、両手を腰にあてます。
②腰を中心に背中を弓なりに曲げます。おへそが上に引っ張られるような感じで仙骨を押し上げます。
③次にまっすぐの姿勢から、腰で大きな円を描くつもりで、腰を前後左右に思い切り大きく回します。頭を動かさず、腰だけを動かすつもりで回しましょう。骨盤の前傾、後傾を修正します。

太もものストレッチ

①イスに座ってもうひとつのイスに片脚

骨盤の押し回し

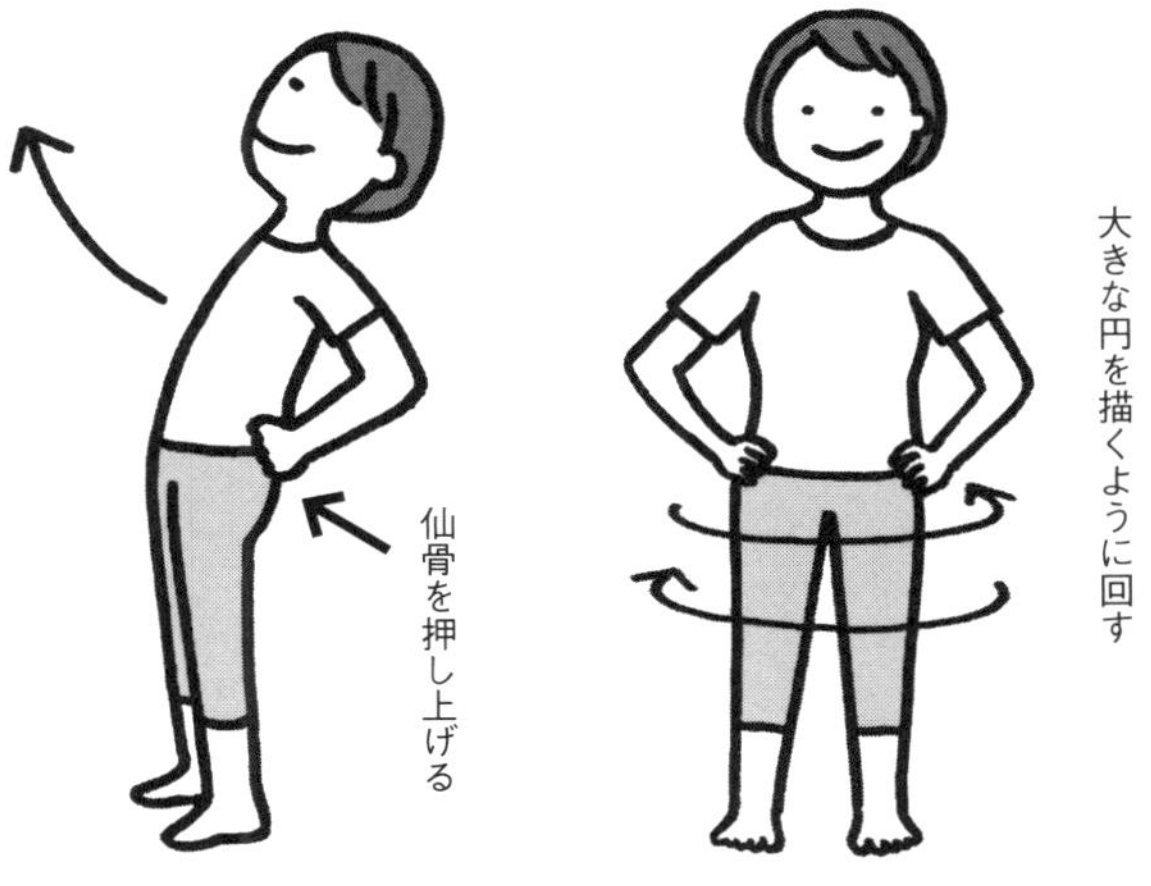
大きな円を描くように回す
仙骨を押し上げる

をのせ、太ももに手を置きます。
②膝をまっすぐ伸ばし、上体を伸ばして前傾し、太ももをストレッチします。
③太ももが気持ちよく伸びたら、足三里のツボを押すと疲れもとれます。脚を替えて同じようにストレッチします。

膝裏を指で押す

膝の裏や肘の内側、頭と首の境や脇《わき》の下など、体の「くぼみ」の部分を押したり揉《も》んだりすることで、いろいろな〝こり〟がほぐれます。手軽にできるリラックス方法なので、ストレッチの前後だけ

太ももストレッチ

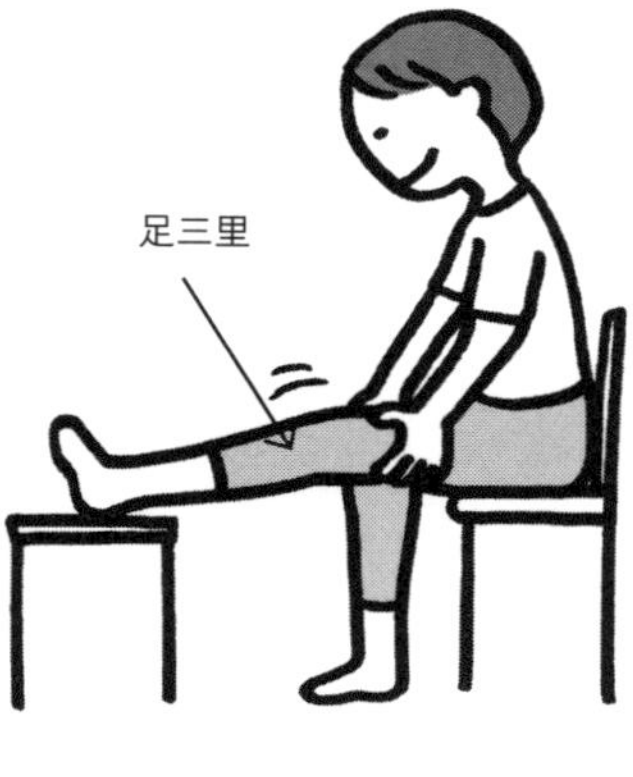

膝裏を指で押す

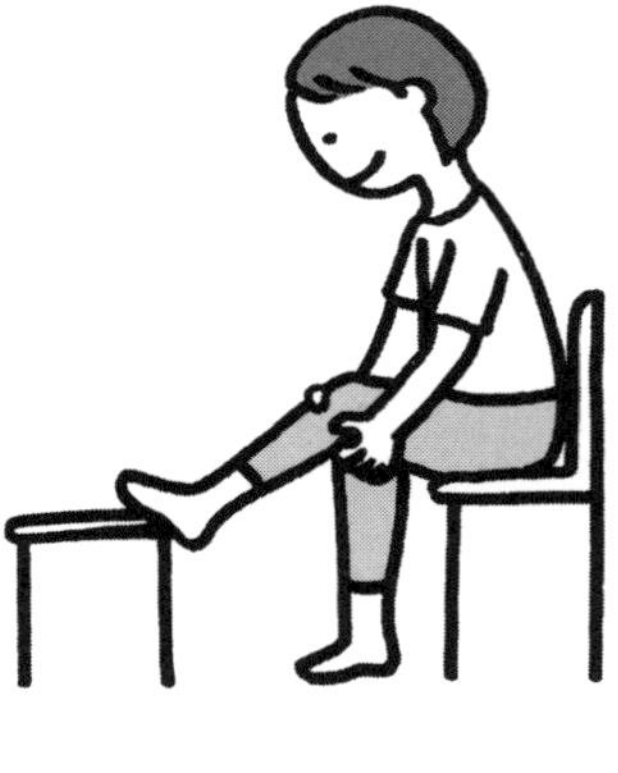

でなく、作業の合間や入浴時など、時間のあるときに揉んでみましょう。

足裏の〝湧泉〟を押す

足の裏の中央、足の指を曲げるとくぼむところにある「湧泉《ゆうせん》」と呼ばれるツボは、「生きるためのエネルギーが〝泉のように湧《わ》き出る〟」ことからこの名があり、ここから湧き出たエネルギーが全身をめぐるといわれています。ウォーキングで疲れたときなど、このツボを押して元気を取り戻しリフレッシュしましょう。親指でしっかり押すことで、血行もよくなります。

足裏のツボ湧泉を押す

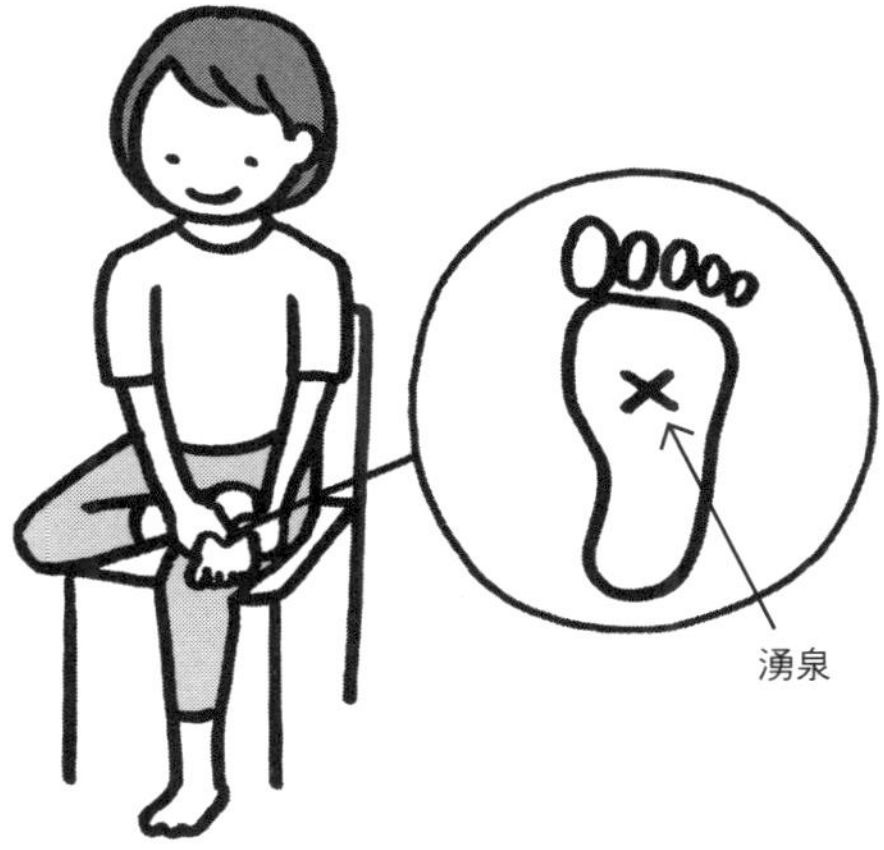

●著者紹介　小林寛道（こばやし・かんどう）

東京大学名誉教授、1943年生まれ
東京大学教育学部・大学院修了（教育学博士）。名古屋大学助教授、東京大学教授（総合文化研究科）、特任教授（新領域創成科学研究科）を歴任。2018年現在、東京大学スポーツ先端科学研究拠点特任研究員、静岡産業大学客員教授。日本体育学会会長、日本発育発達学会会長、（財）日本陸上競技連盟科学委員長、などを歴任。
専門：子ども・青少年の体力・運動能力の発育発達、スポーツ選手のパフォーマンス向上、中高齢者の健康づくりに関する研究に従事。認知動作型トレーニングマシンを開発し、これらを用いたトレーニングの指導や、小規模トレーニングジム（「十坪ジム」）を設置し、多くの高齢者の運動指導にあたっている。東京大学駒場キャンパスのQOMジム発案者。スポーツ科学を生かした健康長寿の科学をはじめ、「生きたスポーツ科学」の社会的実践に挑んでいる。主な著書に『健康寿命を延ばす認知動作型QOMトレーニング』（杏林書院）、『運動神経の科学』（講談社現代新書）、『大腰筋の歌体操』（杏林書院）、『ランニングパフォーマンスを高めるスポーツ動作の創造』（杏林書院）など。
http://totubokobayashi.grupo.jp

カバーデザイン：池田伸哉、VOX
本文デザイン・DTP：オオヤユキコ（VOX）、株式会社 公栄社
イラスト：坂木浩子
執筆協力：石森康子
編集協力：日本メディアコーポレーション株式会社

東大式　世界一美しく 正しい歩き方

2018年6月30日　第1刷発行

著　者　小林寛道
発行者　中村 誠
印刷所　株式会社光邦
製本所　株式会社光邦
発行所　株式会社 日本文芸社
〒101-8407　東京都千代田区神田神保町1-7
TEL.03-3294-8931[営業]、03-3294-8920[編集]
URL https://www.nihonbungeisha.co.jp/

Printed in Japan 112180619-112180619 Ⓝ01
ISBN978-4-537-21587-8
（編集担当：坂）